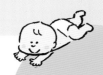
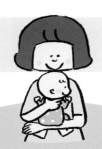

第5版

ママ&パパにつたえたい

子どもの病気 ホームケア ガイド

日本外来小児科学会編著

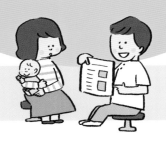

医歯薬出版株式会社

［編集・執筆］

<ruby>牟田広実<rt>む た ひろ み</rt></ruby>　　　　　いいづかこども診療所（福岡県）

<ruby>児玉和彦<rt>こ だま かず ひこ</rt></ruby>　　　　　こだま小児科（和歌山県）

<ruby>木村　学<rt>き むら　まな ぶ</rt></ruby>　　　　　中村病院　小児科（福井県）

［執筆］

<ruby>井上佳也<rt>いのうえ よし なり</rt></ruby>　　　　　井上こどもクリニック（埼玉県）

<ruby>一ノ瀬英史<rt>いち の せ ひで ふみ</rt></ruby>　　　　　いちのせファミリークリニック（福岡県）

<ruby>上荷裕広<rt>うわ に ゆき ひろ</rt></ruby>　　　　　すずらん調剤薬局（三重県）

<ruby>江田明日香<rt>え だ あす か</rt></ruby>　　　　　かるがも藤沢クリニック（神奈川県）

<ruby>金　弘子<rt>きむ ほん じゃ</rt></ruby>　　　　　飯塚病院・頴田病院　総合診療科（福岡県）

<ruby>小橋孝介<rt>こ はし こう すけ</rt></ruby>　　　　　松戸市立総合医療センター　小児科（千葉県）

<ruby>小柳富彦<rt>こ やなぎ とみ ひこ</rt></ruby>　　　　　こやなぎ小児科（群馬県）

<ruby>佐藤潤一郎<rt>さ とう じゅん いち ろう</rt></ruby>　　　　　さとう小児科（宮崎県）

<ruby>齋藤祥子<rt>さい とう さち こ</rt></ruby>　　　　　古川民主病院（宮城県）

<ruby>島田　翔<rt>しま だ　しょう</rt></ruby>　　　　　久留米大学医学部　小児科学講座（福岡県）

<ruby>田中祥一朗<rt>た なか しょう いち ろう</rt></ruby>　　　　　飯塚病院　小児科（福岡県）

<ruby>武石大輔<rt>たけ いし だい すけ</rt></ruby>　　　　　城北病院　小児科（石川県）

<ruby>張　慶哲<rt>ちょう　よし あき</rt></ruby>　　　　　沖縄県立南部医療センター・こども医療センター　小児感染症内科（沖縄県）

<ruby>鉄原健一<rt>てつ はら けん いち</rt></ruby>　　　　　九州大学病院　救命救急センター・小児科（福岡県）

<ruby>中村裕子<rt>なか むら ゆう こ</rt></ruby>　　　　　鳥取大学医学部附属病院　脳神経小児科（鳥取県）

<ruby>古野憲司<rt>ふる の けん じ</rt></ruby>　　　　　福岡市立こども病院　総合診療科（福岡県）

<ruby>古家信介<rt>ふる や しん すけ</rt></ruby>　　　　　関西医療大学保健医療学部（大阪府）

<ruby>茂木恒俊<rt>も ぎ つね とし</rt></ruby>　　　　　久留米大学医療センター　総合診療科（福岡県）

<ruby>栁　忠宏<rt>やなぎ　ただ ひろ</rt></ruby>　　　　　やなぎクリニック（長崎県）

<ruby>吉田　伸<rt>よし だ　しん</rt></ruby>　　　　　頴田病院　家庭医療センター（福岡県）

改訂第5版へのことば

初版発行から四半世紀が経過

　日本外来小児科学会を設立したメンバーの有志が集まり，約2年かけて制作されたこの画期的な本の初版が発行されたのは1994年．その後，これまで3回にわたり改訂されてきました．子どもが病気になったときに「家庭でどんなケアをしてあげたらよいか」を，医学的にわかりやすく説明した本のパイオニアであり，四半世紀経ったいまでも色あせない輝きを放っています．

ホームケアガイド・チルドレンが作成

　2013年に発行された改訂第4版の巻頭に「われわれ第一世代の委員の役目をひとまず終わりにしたい」とあるように，この第5版ではメンバーが一新され，これまで発行されてきたホームケアガイドをつかって外来で保護者に説明してきた医師たち（いわばホームケアガイド・チルドレン）が作成しました．これまでのよいところは残しつつ，新しい試みを取り入れました．そのひとつが，PART10の症候別のホームケアです．それ以外にも，スマホなどのメディアとのつき合い方や，抱っこの仕方，チャイルドシートなどの新規項目もあります．できるかぎりエビデンスをもとにした最新の情報を集めました．

病気の見通しを伝えること

　今回の改訂の目玉は，PART2の外来でみる感染症の項で，一般的な経過を示したことです．もちろん経過には個人差が大きいため，懸念を示す声もあがりました．

　この本は，ホームケアを伝えることで，病気に苦しむ子どもたちの苦痛をやわらげることを目的としていますが，それだけではなく，看病している保護者の不安をもやわらげたいと思っています．よりいっそう保護者の不安をやわらげるためには，病気の見通しをしっかりと伝えることが必要と考えました．ぜひ，単に保護者にコピーして渡すだけでなく，目の前の子どもに合わせたホームケアと見通しの説明をお願いします．

2020年8月
日本外来小児科学会
ホームケアガイド編集検討会　代表
牟田広実

● この本の目的・性格・素性

家庭でのケアを説明するためのパンフレット集です

　子どもの診察を終えて,「おうちではこんなことに気をつけてください」と説明するときに,わかりやすいパンフレットを作っておけばよかったと思うことはありませんか？　また,せっかくくわしく説明しても,保護者は多かれ少なかれ緊張していますから,クリニックを出て 15 分もすると聞いたことの半分は忘れてしまうそうです.　こんなときのためにも,病気の経過や家庭でのケアを示すパンフレットがあると役に立ちます.

　この『ホームケアガイド』は,〈子どもを診る医師が必要なページをコピーして,1 枚 1 枚保護者に手渡して読んでもらう〉という目的で作られました.

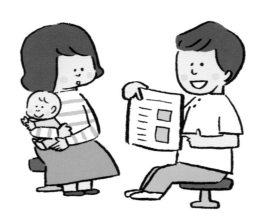

育児書とはここが違います

　従来の育児書や家庭の医学書は,家庭であらかじめ読んで勉強しておく,あるいは「さあどうしよう？」というときに辞書がわりに調べる,という目的で作られています.

　しかしこの本は,医師が診断し処方したあと,家庭でお子さんにどんなことをしてあげたらよいか,また病気の経過をわかりやすく示しておくことで,少しでも保護者の不安をやわらげることができるように願って書いたものです.

　保護者が,「あの病気かな？　この病気かな？」と迷ったときに読む本ではありません.

保護者につたえたい大事なポイントだけを，
わかりやすく書きました

　家庭でこれだけはしてほしい，これだけは知っていてほしい，という大事なポイントを，絵もつかってわかりやすく書きました．専門家がアラさがしをすれば，「まれにこういうこともあるのに書いてない」という点もあるでしょうが，大多数の子どもに関係のないことや，保護者を混乱させかねないコマカイことは，意識的にカットしました．解熱薬などの対症療法についても触れていません．

　子どもの病気はひとりひとり違いますから，この本の記載で足りない部分は医師が直接説明してください．この本は，コピーを黙って渡せばすむほどに親切にはできていません．

外来で子どもを診ている
小児科医とプライマリ・ケア医が相談して作りました

　この改訂版は，初版から第4版まで作成した日本外来小児科学会を設立した第一世代のメンバーから一新されたメンバーで作成しました．第4版は，経験豊富なメンバーにより作りあげられた完成品でしたが，今回，「進化を止めない」を合言葉に，1年半をかけて改訂版をまとめました．

　第4版には，以下のような記載があります．

「まっとうなコンソメスープを作るには，牛肉7 kg，牛の骨2本，鶏2羽，鶏のガラ20羽分，鶏卵10個，それに人参，玉ねぎ，セロリなどをグツグツ丸一日煮込みます．あれこれ手を加えて出来上がったうわずみが黄金色に輝くコンソメスープ……　しかしこれでたったの15人分！」（伊丹十三『フランス料理を私と』より）

　この本もコンソメスープみたいなものかもしれません

　改訂版はこのコンソメスープをうまくアレンジできているでしょうか？　まずは目を通してみてください．

● この本のつかい方

コピーして保護者に手渡す

必要なページをコピーして使ってください.
もちろん, 適宜, 目の前の子どもにあわせた補足が必要です.

内容を修正してオリジナルを作る

『ホームケアガイド』の内容が, 日ごろの指導とは多少異なっている場合があると思います.
方言をつかいたいことや, その土地の食べ物や習慣を折り込みたいこともあるでしょう. そ
んなときはこの『ホームケアガイド』をリフォームして, オリジナルを作ってみてください.
　自信作ができたらぜひ出版社に送ってください. 全国の子どもを診ている医師が温存して
いる貴重なアイデアを, 収集・保存・公開・交換したいものです.

PART2 のタブについて

　ページの右上にある 3 つのタブは, それぞれ〈登園・登校の可否〉〈抗菌薬適応の有無〉〈ワ
クチンの有無〉を示しています.
　登園・登校の可否については, 次のように分類しています.

✕　学校保健安全法で出席停止と定められている疾患

△　学校保健安全法では出席停止と定められていないものの, 日本小児科学会「学
校, 幼稚園, 保育所において予防すべき感染症の解説（2019 年 7 月改訂版）」で,
登園・登校の基準が定められている疾患

◯　登園・登校可の疾患

PART2　外来でみる感染症		登園・登校（おたふくかぜのみ）	抗菌薬	ワクチン（おたふくかぜのみ）

おたふくかぜ（流行性耳下腺炎）・反復性耳下腺炎

保護者が使うとき

　PART1 の「基本的な家庭でのケア」と PART10 の「症候別のホームケア」は，あらかじめ読んでおくと役に立つでしょう．診察を受けるときのこころえや薬の飲ませ方，解熱薬のつかい方，お風呂についてなど，どんな病気のときにも通用する知識が書かれています．また，急な病気のときの対応法や，受診の目安についても書かれています．

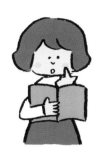

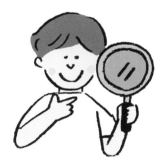

　PART2 からあとは，利用のし方がちょっと違います．保護者が読んで，「ふう〜む，この子の病気はコレだな？」と推理するのはアブナイ．この本はそんなふうには作られていません．まずはかかりつけ医へ行って，診てもらいましょう．そのあと，家庭でどんなことに気をつければよいか知りたくなったときに，この本で調べてください．

　読んでいてわかりにくいところがあるかもしれません．
　なにしろエッセンスだけを書きましたから，説明不足気味なところもあるはずです．そんなときはかかりつけ医に質問してください．この本の記述に医師の説明が加わってはじめて，過不足のない指導書となります．

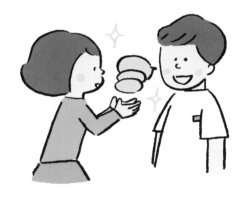

　医師の説明とこの本の記述が少し違っているときは，どうしたらよろしいか．
　この本の内容は，一般共通，最大公約数，既製品です．でも子どもの病気は，その子によって少しずつ違うので，医師は病気の子どもひとりひとりに，少しずつ違ったニュアンスで指導するものです．主治医の指導は，あなたのお子さんだけのための特別製です．主治医の言葉を大事にしてください．

ママ＆パパにつたえたい 子どもの病気 ホームケアガイド

第5版

もくじ

PART 1 基本的な家庭でのケア

PART 2 外来でみる感染症

PART 3 他科関連の病気

PART 4 長びく病気・くり返す病気

PART 5 アレルギーの病気

PART 6 赤ちゃんの病気

装丁 渡邊民人(TYPEFACE)
本文デザイン・DTP 清水真理子(TYPEFACE)
イラスト おおたきょうこ

基本的な
家庭でのケア

診察を受けるとき

お子さんをつれて来る人

　お子さんのようすを一番よく知っている人がつれて来てください．

　誰かに頼むときは，経過を書いたメモを渡すなどして，できるだけ多くの情報を主治医にください．情報が少なかったり，あいまいだったりすると，診断に苦労します．

持って来るもの

・母子手帳，保険証，医療証，診察券，お薬手帳．とくに母子手帳は大事な情報源です．
・熱がある場合は，メモか熱型グラフを忘れずに．
・便がおかしいときは，その便を持ってきて見せてください．

待合室で

・診察前に食べ物や飲み物を与えないでください．お口の中がよく見えなかったり，吐いたりします．
・おしっこがしたくなったら看護師に知らせてください．調べる場合があります．
・吐いている，お腹が痛い，ゼイゼイと苦しそう，ぐったりしている，発疹があるときなどは申し出てください．順番を早めたり，別室で診察したりする必要があるかもしれません．

診察室で教えてほしいこと

・一番気になる症状は何ですか？
・その症状はいつからですか？
・その他に気になる症状はありますか？
・咳や発疹のようすを録音，撮影して見せてもらえると，診察に役立ちます．
・いままでにした大きな病気，アレルギー，家族に同じような症状がなかったか，などもあれば教えてください．

熱の測り方

　一般的には，37.5 〜 38℃以上を発熱と考えます.
「いつ何℃くらいあったか」は大事な情報です．同時に，お子さんがどれくらいきつそうか，他の症状があるか，などもとても大事です．忘れないでメモしておいて，主治医に教えてください.

❓ どこで測ればよいのですか？

　　・体温計をわきの下に挟んでしっかり抱きましょう．または，専用の体温計で耳から測りましょう.
　　・電子体温計の場合，最初のブザーは予測値です．そのまま測り続けると，およそ5分で実測値になります．実測値のほうが正確です.

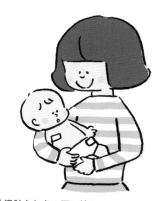

体温計をわきの下に挟んでしっかり抱く

📖 **健康な子どもの体温**

　・体温は1日中同じ温度ではありません．朝は低めで，夕方は高めです.
　・運動や食事をしたあとは，体温が高くなります.
　・赤ちゃんは厚着や暖房などの影響で，高く測れてしまうことがあります．元気なのにおかしいなと思ったら，少し薄着にして，しばらくしてからもう一度測ってみましょう.

薬の上手な飲ませ方

　お子さんに薬を飲ませるときに守ってほしい3つの原則があります.

①食事がとれなくても飲ませる
　病状によっては食事がとれないこともありますが,それでも薬は飲ませてください.乳児は,できれば空腹時に飲ませましょう.

②指示された飲む回数を必ず守る
　飲む回数を勝手に増やしたり,減らしたりしないでください.

③飲めたら笑顔でしっかりとほめる
　薬が飲めたらすぐに笑顔でほめてあげてください.そして,「がんばって飲んでくれてうれしいよ!」と声をかけてください.

薬を上手に飲めないとき
　薬の味が嫌いというだけではなく,さまざまな原因で飲むのを拒むことがあります.押さえつけたり,口を無理にこじ開けたりして飲ませようとすると,ますます薬を嫌いになってしまいます.
　お子さんが嫌がって飲めないときは,遠慮なく薬剤師や主治医に相談してください.

❓残った薬は保存していいですか?
　飲み残した薬は原則として捨ててください.次に同じような症状が出たからといって,残った薬を飲ませるのはよくありません.
　ただし,解熱薬の飲み薬は,緊急時用に保存しておいてかまいません.ふたの閉まる缶などに乾燥剤と一緒に入れ,湿気や日光を避けて涼しい所に保存しましょう.

薬の上手な飲ませ方　実践編

乳児への飲ませ方

　水薬は，スポイトやスプーンを用いて飲ませます．一気に口の中に入れずに，少しずつ流し入れてください．

　粉薬は，湯冷ましで溶かして，水薬と同じ方法で飲ませます．または，湯冷ましを1滴ずつ落としてペースト状にしてから口の中に入れ，水や湯冷ましで飲ませます．

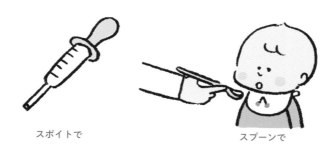

スポイトで　　　　　　　　　　　スプーンで

　ミルクに混ぜると，全部飲まなかったり，ミルク嫌いになったりすることがあります．

　どうしても……　というときは，薬を溶かした少量のミルクを飲ませてから，薬を溶かしていないミルクを飲ませます．

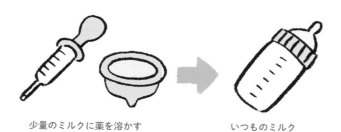

少量のミルクに薬を溶かす　　　　いつものミルク

幼児への飲ませ方

　2歳くらいになって言葉が理解できるようになったら，薬のことをきちんと説明してあげてください．ごまかそうとすると，余計に嫌がるようになります．

　なるべく食品などと混ぜずに，そのまま飲む習慣をつけましょう．あとが楽になりますよ．

　苦みや舌ざわりなどでどうしても嫌がる場合，お子さんが納得すれば何と混ぜてもかまいません．ただし，混ぜるものによっては苦みが強くなってしまう薬もあるので，薬剤師や主治医に相談してください．

📖 **薬を混ぜるもの**

・牛乳やアイスクリームなどの乳製品に混ぜると，苦みが和らぎます．
・スポーツドリンクやジュースに混ぜると，苦くなる薬があります．

坐薬のつかい方

　坐薬は，吐き気や高熱などで薬が飲めないときにつかえます．また，長く保存できることが特徴です．ただし，嫌がる子どももいます．下痢のときはつかいにくいです．

坐薬のいろいろ

　解熱薬や吐き気どめの坐薬がよくつかわれますが，他にも，熱性けいれんを予防するもの，下剤としてつかうものなどがありますので，名前をよく確かめてつかいましょう．くれぐれも大人用の坐薬を子どもにつかわないでください．

　坐薬には，熱（温度）で溶ける坐薬と，水分で溶ける坐薬があります．熱で溶ける坐薬は，必ず冷蔵庫で保存してください．

坐薬のつかい方

　年齢や体重によって量がきまりますので，坐薬を切ってつかう場合があります．切るときは，中身を出さずにカバーの上から，はさみやカッターで切ります．

　坐薬の先端を手で温めて表面を滑らかにするか，オリーブ油やベビーオイルを塗ると入れやすくなります．赤ちゃんにはおむつを替える体勢で入れてください．

　いくつかの種類の坐薬をつかう場合は，必ず薬剤師や主治医の指示どおりの順番と間隔で入れてください．

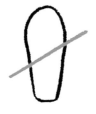　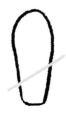　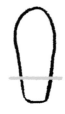

1/2 個を使うとき　　　3/4 個をつかうとき　　　4/5 個を使うとき

カバーから出さずに切ります

すぐに便が出たら

　入れた坐薬がすぐに便と一緒に出てしまった場合は，もう一度"新しい"坐薬を入れてもかまいません．入れてからしばらくたった後なら，追加しないほうがよいでしょう．30分以上たっていれば，ほとんどが吸収されています．

点眼薬・点鼻薬・点耳薬のつかい方

点眼薬のつかい方

乳幼児の場合

　膝枕であおむけに寝かせます．可能であれば，保護者の足で頭を固定します．目を閉じた状態で目頭付近に1滴入れたあとに，まばたきをさせます．嫌がるようなら，下まぶたをひっぱりながら目の中に入れます．

　泣いてしまうと薬が入りませんので，泣いて難しい場合には，寝ているとき（夜なら熟睡しているとき，昼寝の時なら起きてもいいころ）に入れてください．

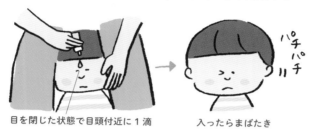

目を閉じた状態で目頭付近に1滴　　　入ったらまばたき

年長児の場合

　頭を少し後ろに傾けて座らせます．下まぶたをひっぱり，その上にのせるように入れます．「あっかんべー」のポーズがわかりやすいでしょう．

2種類以上の目薬を入れるとき

　つかう順番を守らないといけない薬がありますので，薬剤師や主治医の指示にしたがって，順番どおりに入れてください．基本的に5分程度の間隔をあけます．

点鼻薬のつかい方

　鼻をかんだあと，子どもの頭を少し後ろに傾けて口で呼吸させながら，ノズルを鼻の中に入れて，鼻の外側に向けて噴霧します．夜の点鼻は，一時的に鼻の通りがよくなる入浴直後に行います．

　鼻に入れたあと，お子さんが痛がったり，泣いたりする場合には，主治医に相談してください．

点耳薬のつかい方

　薬を人肌くらいに温めます．薬を入れるほうの耳を上にして，膝枕で横向きに寝かせ，耳の穴の壁に沿って静かに指示された滴数を入れます．

　薬を入れてから，できれば10分，無理ならば5分でもいいので，そのまま横向きにしておきます．起き上がったときにこぼれ出た薬はふき取ってください．

解熱薬（熱さまし）のつかい方

　目安として 38 〜 38.5℃以上でつらそうにしていれば，解熱薬をつかいます．

　高熱でも，元気があるときは，つかわなくてもかまいません．ぐっすり眠れているときは，起こしてまでつかう必要はありません．

　一度つかったら，次につかうまで 6 〜 8 時間以上はあけましょう．

❓「寒い」と言って，ふるえています．

　体が熱を上げようとしている状態です．

　布団をかけたり，服を着こませたりして，あたためるようにしてください．熱が上がりきったらふるえはおさまりますので，そのあとは，熱が体から逃げやすいように，少し薄着にさせてください．

❓解熱薬は一時しのぎなのですか？

　解熱薬は熱によるつらさを一時的に軽くするための薬であって，病気そのものを治す薬ではありません．「熱が下がった＝病気が治った」というわけではありません．

❓坐薬と飲み薬，どちらをつかえばよいですか？

　どちらも効き目は同じです．

　お子さんの状態にあわせて，飲み薬が飲めないようであれば坐薬を，坐薬を嫌がるようであれば飲み薬をつかうといいでしょう．ただし，飲み薬と坐薬を同時につかってはいけません．

❓冷やしていいですか？

　冷たいタオルや冷却ジェルシートをおでこに貼っても，熱が下がることはありません．嫌がるようであれば，無理に冷やさなくてもいいです．

子どもの解熱薬

　子どもには，アセトアミノフェンやイブプロフェンをつかいます．これ以外の薬はつかわないようにしましょう．

抗菌薬（抗生物質・抗生剤）

　抗菌薬は，細菌による病気（細菌感染症）の治療につかう薬です．細菌による病気を早く治したり，ときには重症な病気から命を救ったりしてくれます．

 細菌による病気

　溶連菌性咽頭炎，細菌性肺炎，マイコプラズマ肺炎，百日咳，細菌性腸炎，尿路感染症，急性中耳炎，急性副鼻腔炎，細菌性髄膜炎，とびひ　などがあります．

ウイルスには効かない

　ふつうの「かぜ」はウイルスが原因なので，抗菌薬は効きません．
　ウイルスによる病気には，かぜ，インフルエンザ，RS，ヒトメタニューモ，ウイルス性胃腸炎（ロタ・ノロなど），突発性発疹，手足口病，ヘルパンギーナ，プール熱などがあります．

抗菌薬のつかい方

　抗菌薬が処方されたときには，その都度なぜ必要なのかを教えてもらい，指示どおりに飲みきるようにしましょう．
「よくなったから途中でやめる」「次のためにとっておく」「予防として念のためつかう」「ダラダラと長期につかう」ことは，耐性菌（抗菌薬が効きにくい菌）を生み出してしまうこと，治療が中途半端になってしまうこと，診断の妨げになってしまうことなどの理由から，おすすめしません．

抗菌薬の副作用

　下痢をすることがありますが，これはもともと腸の中にいる"よい細菌"まで，抗菌薬がやっつけてしまうからです．治療が終われば下痢も治ります．整腸薬をつかうこともあります．

病気のときのお風呂

熱があるとき

　熱が高くてつらそうなときは,お風呂は控えましょう.熱が一時下がったときに,汗をさっと流してあげると,さっぱりします.

咳や鼻水が出ているとき

　顔色がよく,食欲や元気もある場合は,咳や鼻水が出ていても,お風呂に入ってよいでしょう.

📖 **お風呂と新陳代謝**

　咳や鼻水が続くからといって,何日もお風呂に入らないと,アカがたまって皮膚の呼吸によくありません.お風呂には,新陳代謝を刺激したり,寝つきをよくしたりする効果がありますから,なるべく入れてあげましょう.

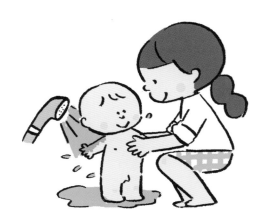

汗をサッと流して,いつも清潔に

自宅での尿の採り方

採尿バッグの貼り方
①陰部をきれいにふいたり，洗ったりして，乾燥させます．
②貼るときには，股をしっかりと開いて，皮膚に密着するように貼ります．

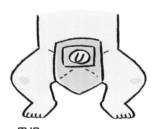

男児
陰のう全体をバッグに
入れます．

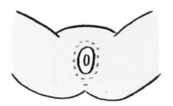

女児
お尻側から，お腹側に
向けて貼ります．

③バッグの先をおしり側に向けて，下着をはかせます．
④尿がたまっていないかこまめに確認します．
⑤尿がたまったら，こぼれないように慎重にはがして，持って来てください．

尿が出るまでに気をつけること
・うつぶせなど，バッグをおさえつける姿勢にならないようにしてください．
・バッグの一部がはがれていないかを，ときどき確認してください．
・早く尿が出るように，水分をこまめに与えてください．

浣腸のし方

綿棒浣腸

　生後6か月くらいまでは，"綿棒浣腸による刺激"でよいです．

①綿棒の先に潤滑油（ワセリン，オリーブ油など）をつけ，反対の手で両脚を持ち上げ，綿棒を綿の部分が隠れるまでゆっくりと入れます．

②肛門の中で，大きく「の」の字を描くように動かします．肛門を広げるように数回描くと，排便があることが多いです．

　また，持ち上げている両脚をお腹のほうにやや強めに押しつけると，和式トイレに座っているようなポーズとなってお腹に圧がかかり，排便しやすくなります．

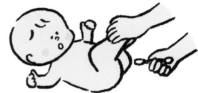

浣腸液

①浣腸液のキャップをはずし，潤滑油（ワセリン，オリーブ油など）をつけます．

②細い部分が隠れるまで十分に肛門に入れます．入れるときに抵抗があれば，無理に入れないでください．

③浣腸液をゆっくり入れます．終わったら，おむつやティッシュペーパーで肛門をしばらくおさえます．

④できるだけがまんさせます．

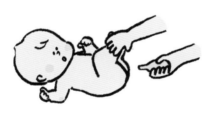

1歳未満は，
おむつを替えるときの姿勢で

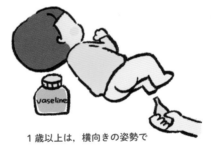

1歳以上は，横向きの姿勢で

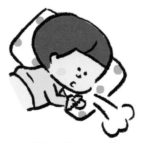

口を開けて「ハーッ」と
息をさせると入りやすいです

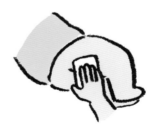

入れ終わったら
肛門をしばらくおさえます

PART 2

外来でみる感染症

- EB ウイルス感染症（伝染性単核症）
- アデノウイルス感染症
- インフルエンザ
- おたふくかぜ（流行性耳下腺炎）
  - 反復性耳下腺炎
- 急性胃腸炎（嘔吐下痢症）
- 嘔吐下痢のときの飲み物・食べ物
- 蟯虫症
- クループ
- 手足口病
- 突発性発疹
- はしか（麻疹）
- 百日咳

- 風疹
- ヘルパンギーナ
- ヘルペス性歯肉口内炎
- マイコプラズマ気管支炎・肺炎
- みずぼうそう（水痘）
- 帯状疱疹
- 溶連菌性咽頭炎
- りんご病（伝染性紅斑）
- ヒトメタニューモウイルス感染症
- RS ウイルス感染症
- くり返すかぜ
- 迅速検査

EBウイルス感染症（伝染性単核症）

　急に高熱が出て，のどが痛くなったり，首のグリグリ（リンパ節）が腫れたりします．

　高熱は数日間，ときには1週間以上も続き，全身に発疹が出たり，目のまわりがむくんだりすることもあります．

　また，肝臓や脾臓が腫れたり，肝臓のはたらきがわるくなったりすることもあります．

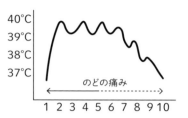

治療

☞ EBウイルスに効く薬はありません．

☞ 熱が続いて元気がなくなったり，肝臓のはたらきがひどくわるくなったりすれば，入院が必要となることもあります．

家庭で気をつけること

高　熱　何日も高熱が続くので不安になるでしょうが，解熱薬をつかいすぎないようにしましょう．機嫌がわるいときや，元気がないときだけつかってください．

水　分　水分を十分にとらせてください．熱いもの，オレンジジュースなどのすっぱいものはしみるので，避けてください．冷ましたおみそ汁・スープ，リンゴジュースなどがおすすめです．コツは，少量ずつ回数を増やして飲ませることです．脱水になっていないか，おしっこの回数・量・色（濃くなっていないか）にも気をつけてください．

食　事　のどが痛いので，食欲がないのはしかたありません．熱いもの，すっぱいものは，水分と同様に避け，また塩辛いものやかたいものも避け，冷たくてのどごしがよいものを与えてください．冷ましたおじや，とうふ，やわらかくしたうどん，うらごししたバナナ，ゼリーなどがおすすめです．

入　浴　高熱があるときや，元気がないときは，控えてください．

幼稚園・保育所・学校

　熱が下がり，食欲ももどって，ある程度元気になれば，登園・登校できます．発熱が長くなった場合には，主治医に相談してください．

こんなときは　もう一度診察を

✚ 5日以上高熱が続くとき

✚ 水分をあまりとらず，おしっこが12時間以上出ていないとき

✚ 元気がなく，ぐったりしているとき

アデノウイルス感染症

・咽頭・扁桃炎：39〜40℃の高熱が4〜5日続き，のどの痛みもみられます．
・結膜炎：目が赤くなり，目やにが出ます．
・胃腸炎：下痢，吐き気，腹痛を伴うことがあります．
　結膜炎のみであれば「流行性角結膜炎（はやり目）」とよばれ，結膜炎に加えて咽頭・扁桃炎がある場合は「咽頭結膜熱（プール熱）」とよばれます．

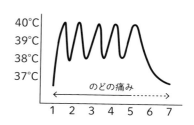

治療

☞ アデノウイルスに効く薬はありません．

☞ 結膜炎があるときには，腫れを抑える薬や，細菌感染症予防の目薬を処方することがあります．

家庭で気をつけること

高　熱　何日も高熱が続くので不安になるでしょうが，解熱薬をつかいすぎないようにしましょう．

水　分　水分を十分にとらせてください．のどを痛がるときは，熱いもの，オレンジジュースなどのすっぱいものはしみるので，避けてください．冷ましたおみそ汁・スープ，リンゴジュースなどがおすすめです．コツは，少量を回数多く飲ませることです．脱水になっていないか，おしっこの回数・量・色（濃くなっていないか）にも気をつけてください．

食　事　のどを痛がるときは，食欲がないのはしかたありません．熱いもの，すっぱいものは，水分と同様に避け，また塩辛いものやかたいものも避け，冷たくてのどごしがよいものを与えてください．冷ましたおじや，とうふ，やわらかくしたうどん，うらごししたバナナ，ゼリーなどがおすすめです．

入　浴　高熱があるときや，元気がないときは，控えてください．

感染予防　こまめに手洗いをして，タオルの共用は避けてください．

 幼稚園・保育所・学校

　流行性角結膜炎は感染のおそれがなくなってから，咽頭結膜熱は熱が下がり結膜炎の症状がおさまってから，2日間，出席停止となります．

こんなときは
もう一度診察を

✚ 5日以上高熱が続くとき

✚ 水分をあまりとらず，おしっこが12時間以上出ていないとき

✚ 元気がなく，ぐったりしているとき

✚ 目を痛がるとき，いつもに比べて光をまぶしがるとき，見え方がおかしいとき

　15

インフルエンザ

突然，高熱が出て，ぐったりします．のどの痛みや頭痛，筋肉痛もみられます．ほぼ同時か，少し遅れて咳や鼻水が出てきます．

発症後すぐに検査した場合は，インフルエンザであっても陰性と出ることがあります．そのため，流行期に典型的な症状が出ていれば，検査を行わないこともあります．

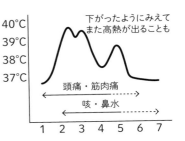

下がったようにみえてまた高熱が出ることも

頭痛・筋肉痛
咳・鼻水

治療

☞ 抗インフルエンザ薬なしでも自然経過で治ることがほとんどです．

☞ 症状の強さや年齢，持病の有無によって処方することもあります．発症から48時間以内であれば，治るまで0.5〜3日短くなります．

家庭で気をつけること

休 む	家で寝ているのが一番大事です．
水 分	水分を十分にとらせてください．
食 事	お子さんの好きなものでよいので，少しずつこまめに与えてください．
入 浴	高熱がなく，元気であれば，入ってもかまいません．

こんなときは もう一度診察を

+ 5日以上高熱が続くとき
+ 元気がなく，ぐったりしているとき
+ 息苦しそうなとき
+ 異常行動がみられるとき
+ けいれんを起こしたとき

幼稚園・保育所・学校

発症後5日間（発熱した日を0日として）を経過し，かつ解熱した後2日（幼児は3日）を経過するまでは出席停止です．

異常行動について

薬の種類や服用の有無にかかわらず，急に走り出す，幻覚などの異常行動がみられることがあります．事故を予防するため，少なくとも2日間はお子さんをひとりにしないでください．

幼児

例	発症日 0日目	発症後5日間（登園停止期間） 1日目	2日目	3日目	4日目	5日目	発症後5日を経過 6日目	7日目	8日目
発症後1日目に解熱した場合		解熱	1日目	2日目	3日目		登園OK		
発症後2日目に解熱した場合			解熱	1日目	2日目	3日目	登園OK		
発症後3日目に解熱した場合				解熱	1日目	2日目	3日目	登園OK	
発症後4日目に解熱した場合					解熱	1日目	2日目	3日目	登園OK

学童・生徒

例	発症日 0日目	発症後5日間（登校停止期間） 1日目	2日目	3日目	4日目	5日目	発症後5日を経過 6日目	7日目	8日目
発症後1日目に解熱した場合		解熱	1日目	2日目			登校OK		
発症後2日目に解熱した場合			解熱	1日目	2日目		登校OK		
発症後3日目に解熱した場合				解熱	1日目	2日目	登校OK		
発症後4日目に解熱した場合					解熱	1日目	2日目	登校OK	

おたふくかぜ（流行性耳下腺炎）・反復性耳下腺炎

耳の下（耳下腺）が腫れる病気は，おたふくかぜだけではありません．反復性耳下腺炎はおたふくかぜによく似ていますが，右の図のような違いがあります．

耳下腺の腫れはじめに，どちらかを判断するのは困難なことがあります．その場合は，きめられた日にマスクをしてもう一度受診してください．

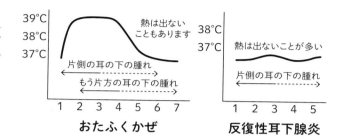

熱は出ないこともあります
←片側の耳の下の腫れ→
←もう片方の耳の下の腫れ→
おたふくかぜ

熱は出ないことが多い
←片側の耳の下の腫れ→
反復性耳下腺炎

治療

☞ どちらも，原因のウイルスに効く薬はありません．

家庭で気をつけること

食　事　水分補給が一番です．すっぱいものや，よくかまなくてはいけない食べ物は避けましょう．よけいに痛くなります．

入　浴　熱がなく元気であれば，入ってもかまいません．

難　聴　おたふくかぜでは難聴（多くは片側）を起こすことがあります．かかってから2週間くらいは，耳の聞こえ方をみてください．

耳の聞こえ方をみる方法

① 指こすり法：お子さんの耳の近くで指をこすりあわせて音を出し，音が聞こえたほうの手を上げてもらいます．指の動きを見てしまう場合には，背中側からためしてください．

② その他：時計の音などを耳元で聞かせる．

　小さなお子さんには，見えないところで音の出るおもちゃを鳴らして反応を見るなどしてください．

幼稚園・保育所・学校

　おたふくかぜであれば，腫れてから5日間経過し，また熱が下がり，食欲ももどって，ある程度元気になるまで出席停止です．

こんなときは　もう一度診察を

✚ 5日以上高熱が続くとき

✚ 頭痛が強く，何度も吐くとき

✚ 1週間たっても腫れがひかないとき

✚ 耳の下の腫れが赤くなったとき

✚ お腹やこう丸を痛がるとき

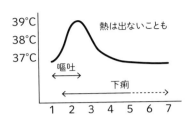

登園・登校 ｜ 抗菌薬（細菌性のみ）｜ ワクチン（ロタのみ）

急性胃腸炎（嘔吐下痢症）

ウイルスや細菌に感染して，嘔吐，下痢，腹痛などの症状を起こします．吐くのは最初の1～2日で，熱が出ることもあります．その後は下痢になり，多くは1週間くらいでよくなります．

・ウイルス性：ロタ，ノロ，アデノなど．抗菌薬は効果ないどころか，腸内細菌のバランスをこわして下痢がひどくなることがあります．

・細菌性：カンピロバクター，病原性大腸菌，サルモネラなど．激しい腹痛や高熱，血便がでることもあります．

治療

☞ 整腸剤や吐き気止めの薬をつかうこともあります．

☞ 吐き続けるときや脱水症状が強いときには，点滴や入院が必要になることもあります．

家庭で気をつけること

水分補給が大事

経口補水液や母乳（ミルク）を5分おきに5～10mLずつ飲ませていきます．3時間以上吐かなかったら，自由に飲ませてよいです．食事ができるようになれば，経口補水液はやめてよいです．

→ くわしくは，p19「嘔吐下痢のときの飲み物・食べ物」を参照

吐いたものの処理

吐いたものは，できるだけ早く処理します．100倍に薄めた塩素系漂白剤を浸したペーパータオルでふき上げてください．処理した後は，流水と石けんでしっかりと手洗いをしてください．

→ くわしくは，p154「吐いたものの処理」を参照

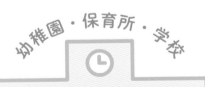

幼稚園・保育所・学校

嘔吐，下痢が落ち着き，元気や食欲があれば，登園・登校できます．

・こんなときは・

もう一度診察を

✚ 強い脱水症状がみられるとき（泣いても涙が出ず，目がくぼんでいる・口の中や舌が乾いている・皮膚が冷たい，白っぽい，色がわるい・おしっこが12時間以上出ていない・ぼーっとしている）

✚ 6時間以上続けて吐いているとき

✚ 吐いたものが緑色のとき

✚ お腹をひどく痛がるとき

✚ 血便が出たとき

嘔吐下痢のときの飲み物・食べ物

① 吐いているとき

吐き気が少し落ち着いたようであれば,経口補水液または母乳(ミルク)を飲ませましょう.

(飲ませるポイント)・少しずつ,何回かに分けて飲ませましょう.

　　　　　　　　・授乳中のお子さんは,母乳(ミルク)を少しずつ飲ませましょう.

　　　　　　　　・ミルクはうすめずに作りましょう.

はじめに:5分ごとに5〜10mL(スプーン1杯,ペットボトルのキャップ1〜2杯)ずつ飲ませましょう.

3時間以上吐かなかったら:自由に飲ませましょう.食事ができるようになったら,経口補水液はやめてよいです.

② 水のようなうんちのとき

主食		おかゆ,うどん
おかず		野菜のコトコト煮
	野菜	にんじん,だいこん,ブロッコリー,カリフラワー,ホウレンソウ,じゃがいも,カボチャ(皮をむく),キャベツ,かぶ
	たんぱく質	鶏卵,とうふ,はんぺん,鶏むねのひき肉(少量)
	味つけ	塩,みそ,しょうゆ,コンソメ,中華だし,ケチャップ少量
	油	やめましょう
その他	乳製品	控えましょう
	くだもの	りんごのすりおろし,缶詰(パイナップル以外)
	のみもの	果物ジュース(幼児用)

③ やわらかいうんちのとき

主食		ごはん,うどん,ソーメン,パスタ,食パン,ロールパン
おかず		加熱したものにしましょう 生もの,揚げ物,脂身の多い肉・魚はやめましょう
	野菜	②に書いてある野菜,レタス,白菜,玉ねぎ,トマト(皮をむく),なす,パプリカ,ピーマン,セロリ,サトイモ
	たんぱく質	豚肉,鶏肉(脂身と皮を取る),とうふ,納豆,サケ,タラ,ひらめ,カレイ,アジ,ぶり,鯛
	味つけ	ふだんの味つけ
	油	サラダ油,オリーブ油,ごま油を少量
その他	くだもの	りんご,なし,もも,バナナ,スイカ,柿,サクランボ,ビワ,洋ナシ
	おやつ	せんべい,ビスケット,クッキー

蟯虫症
（ぎょうちゅう）

蟯虫は，長さ1cmくらいの白い寄生虫です．眠っている間に肛門のまわりに卵を産みつけるため，夜間にかゆみを伴うことがあります．

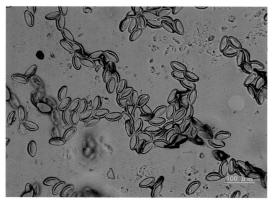

虫卵

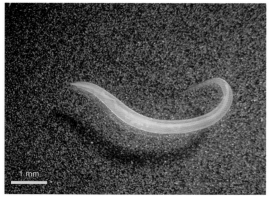

成虫

（写真提供：久留米大学医学部感染医学講座真核微生物学部門　原 樹　講師）

治療

☞コンバントリン®という駆虫薬を2週間間隔で2～3回内服します．
その後，2～3週間後に駆虫されたかを検査します．

家庭で気をつけること

- 寝具や下着は，いつも清潔にしましょう．
- なめたり，口に入れたりするおもちゃも，こまめに洗いましょう．
- つめは短くし，排便後は必ず手を洗いましょう．

家族全員治療が必要

集団生活や家庭内で感染することが多いため，蟯虫検査で陽性が出たときは，お子さんだけでなく家族全員の駆虫薬を内服するほうがいいでしょう．

クループ

さまざまなウイルスが原因となり，のどの奥の声を出すところあたりが腫れて，オットセイの声のような咳が出ます（犬がほえるような声ともいわれます）．

・声がかすれたり，出なくなったりします．

・のどの腫れがもっと強くなると，息を吸うときに苦しがります．

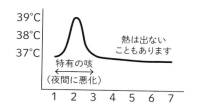

39℃
38℃
37℃

熱は出ないこともあります

特有の咳
（夜間に悪化）

1　2　3　4　5　6　7

治療

☞ 吸入薬でのどの腫れをやわらげますが，効果は一時的です．

☞ のどの腫れを抑えるステロイドの飲み薬を処方します．

☞ 息苦しさが強いときには入院することがあります．

家庭で気をつけること

加　湿　お風呂でモクモクと湯気をたてる，冷たいミストの出る加湿器をつかうなどが効果的です．

散　歩　外に出て冷気を吸うと落ち着くことがあります．

水　分　咳こんでいるときは，あたたかい飲み物を少しずつ何度も飲ませましょう．

食　事　息苦しさがなくなったら，お子さんの好きなものを食べさせてください．

入　浴　息苦しそうでなく，また高熱がなければ，入ってもかまいません．

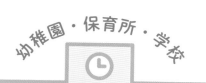

幼稚園・保育所・学校

症状がひどかったときには，主治医の許可をもらってから登園・登校してください．

こんなときは
もう一度診察を

✚ 息苦しそうになったとき

✚ 強い咳で眠れないとき

✚ 水分をあまり飲まないとき

いったん落ち着いても，夜にまたひどくなることがあります．息苦しそうなときは，お家でがまんせずに受診してください．

手足口病

　手のひら，足の裏，口の中に小さな水ぶくれができる病気です．おしりやひじ，ひざにできることもあります．
・痛みやかゆみがあることもあります．
・口の中が痛くて食べられなくなることがあります．
・治ってから1か月くらいして，つめが割れたりはがれたり，指の皮がむけたりすることがあります．
・原因のウイルスがいくつもあるため，かかったことがあるお子さんでも，何回もかかることがあります．

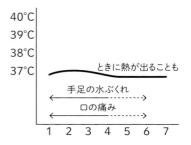

治療

☞原因のウイルスに効く薬はありません．

家庭で気をつけること

水 分　水分を十分にとらせてください．熱いもの，オレンジジュースなどのすっぱいものはしみるので，避けてください．冷ましたおみそ汁・スープ，リンゴジュースなどがおすすめです．コツは，少量を回数多く飲ませることです．脱水になっていないか，おしっこの回数・量・色（濃くなっていないか）にも気をつけてください．

食 事　口の中が痛いので，食欲がないのはしかたありません．熱いもの，すっぱいものは，水分と同様に避け，また，塩辛いものやかたいものも避け，冷たくてのど越しのよいものを与えてください．冷ましたおじや，とうふ，やわらかくしたうどん，うらごししたバナナ，ゼリーなどがおすすめです．

感染予防　こまめに手洗いをして，タオルの共用は避けてください．1か月くらいは便の中にウイルスが出ているので，排便後やおむつ交換後にはしっかり手洗いをしてください．

入 浴　高熱がなく元気であれば，入ってもかまいません．

幼稚園・保育所・学校

熱がなく元気で，ふだんの食事がとれる場合は，登園・登校できます．

こんなときは
もう一度診察を

＋4日以上高熱が続くとき
＋水分をあまりとらず，ぐったりしているとき
＋吐き続けて，ぐったりしているとき

突発性発疹

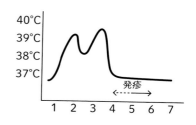

- 生後6か月から2歳くらいまでのお子さんがよくかかるヒトヘルペスウイルス（6型，7型）の感染症です．
- 突然高熱を出して3〜4日続きます．
- 咳や鼻水はほとんど出ませんが，便がゆるくなることがあります．
- 熱が下がると体中に発疹が出ます．このときにはじめて診断がつきます
- 発疹は2〜3日でうすくなって消えます．
- 熱が下がってから機嫌がわるくなることがありますが，数日で落ち着きます．

治療

☞ ヒトヘルペスウイルスに効く薬はありません．

家庭で気をつけること

高　熱　高熱が続き不安になるでしょうが，解熱薬をつかいすぎないようにしましょう．機嫌がわるいときや，元気がないときだけつかってください．

水　分　水分を十分にとらせてください．コツは，少量を回数多く飲ませることです．脱水になっていないか，おしっこの回数・量・色（濃くなっていないか）にも気をつけてください．

食　事　いつもどおりでかまいません．

入　浴　高熱があるときや，元気がないときは，控えてください．

幼稚園・保育所

🕐

　熱が下がって，食欲ももどって，ある程度元気になれば，発疹が残っていても登園できます．

こんなときは
もう一度診察を

✚ 5日以上高熱が続くとき

✚ 水分をあまりとらず，おしっこが12時間以上出ていないとき

✚ 元気がなく，ぐったりしているとき

✚ けいれんを起こしたとき

はしか（麻疹）

　はじめの2～4日は，発熱，咳，鼻水，目やになど，かぜと同じ症状なので，この時期に診断するのはむずかしいものです．

- いったん熱が下がりますが，再び高熱が出て，同時に全身に発疹が現れます．
- その後，3～4日高熱が続きます．
- うつる力が強く，また，合併症が多い，とてもこわい病気です．入院となることもあります．
- ワクチンを接種していたのにかかった場合は，典型的な症状が出ずに診断が難しい場合があります．

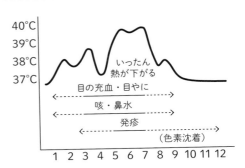

治療

☞ 麻疹ウイルスに効く薬はありません．

☞ 合併症が出ないか注意深くみていきます．

家庭で気をつけること

休　む　家で寝ているのがもっとも大事です．許可があるまで外出しないでください．

水　分　水分を十分にとらせてください．

食　事　お子さんの好きなものでよいので，少しずつ与えてください．

入　浴　高熱が落ち着き，元気になってきていたら，入ってもかまいません．

緊急ワクチン接種

　ワクチンを接種していない子がはしかの子と接触したときは，72時間以内にワクチンを接種すると発病を防げる可能性があります．早めに知らせてあげましょう．

幼稚園・保育所・学校

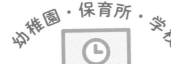

　熱が下がってから3日間経過するまでは出席停止です．

次の診察は

　肺炎や脳炎を合併することがあるので，治るまでは目が離せません．指示された日に受診してください．

　感染予防のため，症状があるうちは，受診方法を電話などで確認してから受診してください．

百日咳

　最初はふつうのかぜと変わりませんが，次第に咳が多くなり，顔を真っ赤にして激しく咳きこむようになります.

・1〜2週目がもっとも咳がひどく，3〜4週目になると少しずつ軽くなってきます.

・生後6か月以下の赤ちゃんでは，咳で息ができなくなり，入院となることも多い危険な病気です.

・ワクチンを接種していても，4，5歳ころから効果が落ちてきて，かかってしまうことがあります. 咳がひどくないこともあるため，診断は難しいことがありますが，本人の症状は軽くてもうつしてしまうため，小さなきょうだいがいるような場合は注意が必要です.

治療

☞百日咳菌に有効な抗菌薬を処方します.

家庭で気をつけること

食事 咳きこんで吐くので，1回量は少なくして，回数を多くしましょう.

入浴 元気があれば，入ってかまいません.

家族の症状にも注意

　家族が感染源であることも多いので，咳が出ていれば受診しましょう.

幼稚園・保育所・学校

　特有の咳がなくなるか，有効な抗菌薬による治療が5日間終了するまでは出席停止です.

こんなときは もう一度診察を

✚ 咳こみがひどく，息が止まりそうになるとき

✚ 咳で何度も吐いて，元気がないとき

　感染予防のため，症状があるうちは，受診方法を電話などで確認してから受診してください.

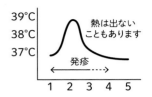

風疹

　赤くて小さな発疹が体中に出ますが，３日くらいで消えます．熱は出ても微熱程度か，まったく出ないことも多いです．

　年長児や思春期のお子さんでは，頭痛や関節痛がみられることがあります．

治療

☞ 風疹ウイルスに効く薬はありません．

家庭で気をつけること

● 熱がなくて元気でも，発疹が消えるまでは外出しないでください．

● 食事やその他，いつもと同じ生活でかまいません．

妊婦さんに近づかないで

　妊娠初期に風疹にかかると，生まれてくる赤ちゃんの目や耳，心臓に障害をきたすことがあります．妊婦や妊娠しているかもしれない人に近づかせないようにしましょう．妊婦さんが風疹にかかったかもしれないと心配になったら，産科の先生に相談してください．

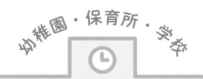

幼稚園・保育所・学校

熱が下がって，発疹がすべて消えるまで出席停止です．

〳 こんなときは 〵

もう一度診察を

✚ ４日以上熱が続くとき

✚ ぐったりして元気がないとき

　これらで再診をする場合には，感染予防のため，受診方法を電話などで確認してから受診してください．

✚ （治った後，２週間くらいして）手足に押しても消えない発疹が出てきたとき

ヘルパンギーナ

　38 〜 40℃の高熱が 2 〜 3 日続き，のどの奥に小さな水ぶくれができて痛いので，食べられなくなります.

　ひどいときは水分も飲めなくなり，脱水症になることがあります.

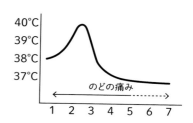

治療

☞原因のウイルスに効く薬はありません.

家庭で気をつけること

水　分　水分を十分にとらせてください. 熱いもの，オレンジジュースなどのすっぱいものはしみるので，避けてください. 冷ましたおみそ汁・スープ，リンゴジュースなどがおすすめです. コツは，少量を回数多く飲ませることです. 脱水になっていないか，おしっこの回数・量・色（濃くなっていないか）にも気をつけてください.

食　事　口の中が痛いので，食欲がないのはしかたありません. 熱いもの，すっぱいものは，水分と同様に避け，また，塩辛いものやかたいものも避け，冷たくてのど越しのよいものを与えてください. 冷ましたおじや，とうふ，やわらかくしたうどん，うらごししたバナナ，ゼリーなどがおすすめです.

感染予防　こまめに手洗いをして，タオルの共用は避けてください. 1 か月くらいは便の中にウイルスが出ているので，排便後やおむつ交換後にはしっかり手洗いをしてください.

入　浴　高熱がなく元気であれば，入ってもかまいません.

幼稚園・保育所・学校

　熱が下がって元気で，ふだんの食事がとれる場合は，登園・登校できます.

こんなときは
もう一度診察を

✚ 4 日以上高熱が続くとき

✚ 水分をあまりとらず，ぐったりしているとき

ヘルペス性歯肉口内炎

単純ヘルペスウイルスの初感染で起こります.

38〜40℃の高熱が4, 5日続き, 口の中や唇, その周囲に水疱がみられ, 歯ぐきが腫れたり, 出血したりします.

ひどいときには水分も飲めなくなり,脱水症になることがあります.

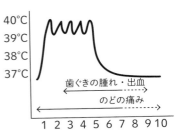

治療

☞ 病状によっては, 抗ウイルス薬を処方します.

家庭で気をつけること

水 分 水分を十分にとらせてください. 熱いもの, オレンジジュースなどのすっぱいものはしみるので, 避けてください. 冷ましたおみそ汁・スープ, リンゴジュースなどがおすすめです. コツは, 少量を回数多く飲ませることです. 脱水になっていないか, おしっこの回数・量・色(濃くなっていないか)にも気をつけてください.

食 事 口の中が痛いので, 食欲がないのはしかたありません. 熱いもの, すっぱいものは, 水分と同様に避け, また, 塩辛いものやかたいものも避け, 冷たくてのど越しのよいものを与えてください. 冷ましたおじや, とうふ, やわらかくしたうどん, うらごししたバナナ, ゼリーなどがおすすめです.

感染予防 こまめに手洗いをして, タオルの共用は避けてください.

入 浴 高熱がなく元気であれば, 入ってもかまいません.

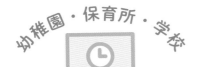

幼稚園・保育所・学校

熱が下がって, 食欲ももどって, ある程度元気になれば, 口の中に水疱があったり, 歯ぐきが腫れたりしていても, マスクなどをして登園・登校できます.

こんなときは もう一度診察を

✚ 4日以上高熱が続くとき

✚ 口の痛みが強くて水分をあまりとらず, ぐったりしているとき

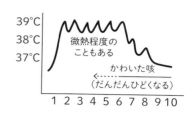

マイコプラズマ気管支炎・肺炎

マイコプラズマという細菌によって起こる気管支炎や肺炎で，幼児や学童に多くみられます．

熱からはじまることが多く，発熱後数日してから，かわいた咳が目立つようになります．熱は1週間ほど，咳は3～4週間続きます．

治療

☞ マイコプラズマに有効な抗菌薬を処方します．

☞ 多くの場合，入院せずに外来で治療できます．

家庭で気をつけること

食　事　食欲がない場合は，水分やお子さんの好きなものを与えましょう．

入　浴　高熱がなく元気であれば，入ってもかまいません．

感染予防　咳でうつるので，しっかり手洗いをし，マスクを着用しましょう．潜伏期間は2～3週間です．家族に似たような症状が出てきたら受診しましょう．

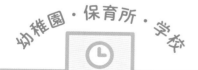

熱が下がって，咳も落ち着いて，主治医の許可があれば，登園・登校できます．

こんなときは
もう一度診察を

✚ 高熱が続くとき

✚ 咳きこみがひどく，息づかいが荒いとき

✚ 元気がなくなってきたとき

　29

みずぼうそう（水痘）

　水ぶくれをもった赤い発疹が，全身（頭皮や口や陰部まで）に出ます．かゆみがあることが多いです．

　発疹は2〜3日でピークとなり，その後は乾いて，黒いかさぶたになります．

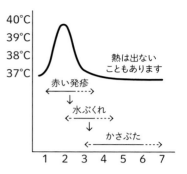

治療

☞ 症状がひどい場合には，抗ウイルス薬を処方します．

家庭で気をつけること

かゆいけれど　ひっかいてかきこわさないように，爪は短くしておきましょう．

入　浴　ぬるめのお風呂やシャワーでさっと汗を流しておくほうが，かゆみも少なく，化膿することも少ないです．石けんやシャンプーは肌に直接つけずに，よく泡立ててから，手でやさしく洗いましょう．

食　事　口の中にできると痛いので，食欲がないのはしかたありません．水分を十分にとらせてください．熱いもの，すっぱいもの，塩辛いものなどは避けてください．また，かたいものも嫌がることがあります．

外　出　熱がなくて元気でも，発疹がすべてかさぶたになるまでは外出しないでください．

緊急ワクチン接種

　2回のワクチンを接種していない子がみずぼうそうの子と接触したときは，72時間以内にワクチンを接種すると発病を防げる可能性があります．早めに知らせてあげましょう．

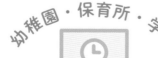

　発疹がすべてかさぶたになるまで出席停止です．

 こんなときは

もう一度診察を

✚ 4日以上熱が続くとき

✚ 発疹が赤く腫れて化膿したとき

✚ ぼんやりしているとき，ぐったりしているとき，元気がないとき

　感染予防のため，症状があるうちは，受診方法を電話などで確認してから受診してください．

帯状疱疹

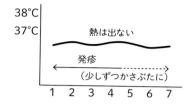

みずぼうそうにかかったことがあるお子さんに潜んでいたウイルスが，体調不良などをきっかけに再び出てきます．小さな水ぶくれが，背からぐるりと胸まで，肋骨に沿ってならび，左右どちらか，体の半分だけできます．顔や腰にできることもあります．神経に沿って出てくるので，全身に広がることはありません．

他の人からうつったわけではありませんが，みずぼうそうのワクチンを接種していない人や，かかったことがない人にはうつす可能性があります．

大人はとても痛がりますが，子どもはあまり痛がりません．

治療

☞病状によっては，抗ウイルス薬（飲み薬，塗り薬）を処方します．

家庭で気をつけること

食　事　いつもどおりに食べてかまいません．

入　浴　いつもどおりに入ってかまいません．

幼稚園・保育所・学校

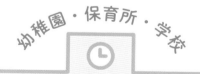

幼稚園・保育所：
　発疹がすべてかさぶたになれば，登園できます．

学校：
　発疹をガーゼなどですべておおうことができれば，登校できます．

溶連菌性咽頭炎

溶連菌という細菌がのどに感染して，のどの痛み，発熱が起こります．舌がイチゴのようになったり，体や手足にかゆみのある発疹が出たり，お腹が痛くなったり，吐いたりすることもあります．

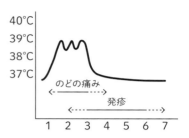

治療

☞ 溶連菌に効く抗菌薬を処方します．通常はペニシリン系を10日間内服しますが，抗菌薬の種類により日数は多少異なります．

☞ 多くは1，2日で熱が下がり，のどの痛みも軽くなります．発疹は3，4日で消えていきますが，その後に皮がむけていくこともあります．

☞ 途中で薬をやめてしまうと，再発することや，リウマチ熱（心臓の合併症，関節痛など）を起こすことがあるので，指示どおりに最後まで飲むことが大事です．

家庭で気をつけること

うつる　家族に同じような症状があれば（潜伏期は2〜5日），受診してください．

食事　口の中が痛いので，食欲がないのはしかたありません．熱いもの，すっぱいもの，塩辛いもの，かたいものなどを避け，冷たくてのどごしのよいものを食べさせてください．

入浴　高熱がなく元気であれば，入ってもかまいません．

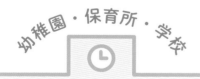

抗菌薬を飲みはじめてから24時間以上たって，熱が下がっていれば，登園・登校できます．

こんなときは　もう一度診察を

✚ 2日以上たっても熱が下がらないとき

✚ のどの痛みが強く，水分をあまりとらず，ぐったりしているとき

✚ 1〜4週間後に，元気がない，おしっこが少ない，顔（目の周り）がむくんでいる，血尿がある（おしっこが赤い）などの症状が出てきたとき

りんご病（伝染性紅斑）

ほっぺが，りんごのように赤くなるので，りんご病とよばれています．

・太ももや腕には，赤い斑点やまだら模様ができます．

・ほっぺが，ほてることや，少しかゆくなることもあります．発疹は通常は7〜10日で消えます．

・熱は微熱程度ですが，腰や膝が痛むことがあります．

・大人にもうつることがあります．

治療

☞ 原因のウイルスに効く薬はありません．

家庭で気をつけること

入　浴　入ってもかまいません．ただし，熱いお風呂に長く入ると，赤みが強くなって長びくことがあるので，短時間で切り上げましょう．

運　動　1〜2か月は，運動したり日光にあたったりすると，赤みがぶりかえすことがあります．

食　事　いつもどおりに食べてかまいません．

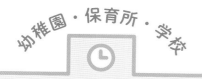

ほっぺが赤くなったときは，すでにうつる時期を過ぎているので，登園・登校できます．

こんなときは
もう一度診察を

✚ 高熱が出たとき

✚ かゆみが強くなったとき

✚ 元気がなくなってきたとき

ヒトメタニューモウイルス感染症

　症状は，咳，ゼイセイ，鼻水などで，かかりやすいのは1～2歳です．また，高熱が5～7日間と長く続くことがあります．

　咳などの症状がおさまるまでには2～3週間かかります．春先に流行します．

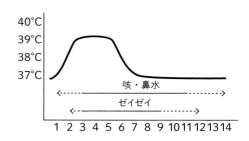

治療

☞ ヒトメタニューモウイルスに効く薬はありません．

☞ 多くは外来で治療できますが，肺炎などのために入院が必要になることがあります．病状の変化を見きわめることが大事です．主治医の指示どおりに受診してください．

家庭で気をつけること

食　事　食欲がない場合は，水分やお子さんの好きなものを与えましょう．

呼　吸　呼吸が苦しそうなときは，背中をやさしくたたく，体を起こすように抱っこする，などしてあげてください．

入　浴　ぐったりしていなければ，入浴してもかまいません．

幼稚園・保育所

　熱が下がって元気で，ゼイゼイなどがなく，食事をとれていれば，登園できます．

こんなときは　もう一度診察を

➕ 胸やお腹をぺこぺこさせて息をしているとき

➕ ゼイゼイ，ヒューヒューの音が強く，息苦しそうなとき

➕ 咳きこみがひどく，眠れないとき

➕ 水分がとれず，ぐったりしているとき

RSウイルス感染症

　鼻水が2，3日続いた後，急にゼイゼイして，呼吸が苦しそうになったり，哺乳ができなくなったりすることがあります．

　症状は5〜7日でピークを越えますが，咳がおさまるまでには2〜3週間かかります．

　とくに生後6か月未満の赤ちゃんや，早産児，生まれつき心臓や肺に病気があるお子さんなどは重症になりやすい傾向があります．

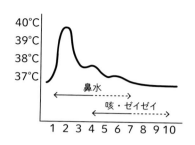

治療

　☞ RS ウイルスに効く薬はありません．

　☞ 外来で治療できることが多いですが，哺乳できない場合や，酸素の取りこみがわるい場合は，入院が必要になります．病状の変化を見きわめることが大事です．主治医の指示どおりに受診してください．

家庭で気をつけること

呼 吸　呼吸が苦しそうなときは，背中をやさしくたたく，体を起こすように抱っこする，などしてあげてください．

鼻 水　鼻がつまって苦しそうにしているときは，鼻水を吸い取ってみましょう．

加 湿　部屋が乾燥しないように加湿をしましょう．

水 分　母乳やミルクを飲みにくそうにしているときは，1回の量を少なくして，何回かに分けて飲ませましょう．

入 浴　ぐったりしていなければ，入浴してもかまいません．

幼稚園・保育所

　熱が下がって元気で，ゼイゼイなどがなく，食事をとれていれば，登園できます．

こんなときは　もう一度診察を

+ 胸やお腹をぺこぺこさせて息をしているとき

+ 顔色がわるいとき

+ 母乳やミルクの飲みがわるいとき

　はじめはかぜと思っていても，数日して急に状態がわるくなることがあるので，夜間に救急受診できる医療機関も確認しておきましょう．

くり返すかぜ

　幼稚園・保育所などで集団生活がはじまると，毎月のようにかぜをひくお子さんは少なくありません．「どうして？」と心配になる保護者の方も多いです．これは，今1回のかぜで2週間くらいは鼻水や咳が続き，治るころにまた次のかぜをひくことをくり返しているのです．

　鼻かぜウイルス（ライノウイルス）だけでも100種類以上あり，小さな子どもたちの集団では，さまざまな種類のかぜが流行します．かぜの流行はなかなか抑えることができません．何度も入院をするようなことがなければ，くわしい検査の必要はありません．

家庭で気をつけること

- 鼻水や咳が出ていても，元気で，食事や睡眠に問題がなければ様子をみていても大丈夫です．鼻水のせいでよく眠れない場合は，寝る前に吸い取ってあげてもいいでしょう．

- 2歳くらいから，手洗い，鼻かみを練習していきましょう．

- 入浴にも制限はありません．

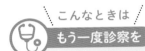

こんなときは
もう一度診察を

　機嫌がわるいときや，熱が長びくとき，夜の咳きこみが増えるときなどは，肺炎や中耳炎などを合併していることもあるので，受診してください．

📖 原発性免疫不全症候群

　ばい菌やわるい細胞を取り除く仕組みに，生まれつき問題がある病気です．ごくまれな病気ですが，そのために，かぜのような症状がくり返し起こることもあります．

　次の項目に1つでもあてはまる場合は，主治医に相談してください．

①乳児で呼吸器・消化器感染症を繰り返し，体重増加不良や発育不良がみられる．

②1年に2回以上肺炎にかかる．

③気管支拡張症を発症する．

④2回以上，髄膜炎，骨髄炎，蜂窩織炎，敗血症や，皮下膿瘍，臓器内膿瘍などの深部感染症にかかる．

⑤抗菌薬を服用しても2か月以上感染症が治癒しない．

⑥重症副鼻腔炎を繰り返す．

⑦1年に4回以上，中耳炎にかかる．

⑧1歳以降に，持続性の鵞口瘡，皮膚真菌症，重度・広範な疣贅（いぼ）がみられる．

⑨BCGによる重症副反応（骨髄炎など），単純ヘルペスウイルスによる脳炎，髄膜炎菌による髄膜炎，EBウイルスによる重症血球貪食症候群に罹患したことがある．

⑩家族が乳幼児期に感染症で死亡するなど，原発性免疫不全症候群を疑う家族歴がある．

迅速検査

迅速検査とは？

　お子さんが感染症にかかったときに，原因の細菌やウイルスをくわしく調べるには，数時間から数日かかります．それに対して，鼻水やのどの分泌液，便などをつかって，原因を数分から数十分で調べる方法を迅速検査といいます．

対象となるのは？

　よくつかわれる迅速検査には，以下のものがあります（これらがすべてではありません）．
・溶連菌（のど）
・インフルエンザウイルス（鼻）
・RS ウイルス（はな）
・ヒトメタニューモウイルス（鼻）
・アデノウイルス（のど，便，目）
・ノロウイルス（便）
・ロタウイルス（便）

どんなときに検査をしますか？

　感染症の診断は，症状の経過と診察の所見で行われ，検査が必要となることは多くありません．しかし，診断が難しいときや，感染を広げないためにすぐに診断する必要があるときには，迅速検査を行います．あくまでも，医師が必要としたときに検査が行われます．迅速検査のみを目的とした受診はすべきではありません．

　迅速検査のなかには，年齢などによっては健康保険がきかない（適応がない）ものがあります．

注意点はありますか？

　検査では，陽性か陰性かの判定が出ます．しかし，検査のタイミングや取り方によっては，陰性であっても細菌やウイルスがいること（ニセの陰性）や，陽性であってもいないこと（ニセの陽性）があります．

　そのため，検査結果だけをうのみにせず，症状の経過と診察の所見をもとに最終診断します．

PART 3

他科関連の病気

- [全身の病気]
  首やわきなどに触れる
  グリグリ（リンパ節）
  IgA 血管炎
  川崎病
- [目・耳・鼻の病気]
  斜視
  急性中耳炎・
  滲出性中耳炎
  鼻血
  扁桃肥大・
  アデノイド肥大
- [心臓の病気]
  無害性心雑音
- [皮膚の病気]
  あせも

  水いぼ（伝染性軟属腫）
  とびひ（伝染性膿痂疹）
  じんましん
  しもやけ
  しらみ（アタマジラミ）
- [泌尿器の病気]
  軽度の血尿・蛋白尿
  尿路感染症
  陰囊水腫・停留精巣
  精巣捻転
  亀頭包皮炎・恥垢
  包茎
  おりもの
- [胃・腸・肛門の病気]
  腸重積
  肥厚性幽門狭窄症

  そけいヘルニア
  肛門周囲膿瘍
  肛門のスキンタグ
- [骨・関節の病気]
  ろうと胸
  O脚・X脚
  肘内障
  発育性股関節形成不全
- [事故]
  熱中症
  頭を打ったとき
  やけど
  異物誤飲
  湿潤療法

首やわきなどに触れるグリグリ（リンパ節）

　首のまわりや，わきの下，脚のつけ根，頭の後ろなどにグリグリ触れます．お風呂などでたまたまさわって気づくことが多いようです．

　コロコロしていて豆を触っているような感触です．ひとつだけのこともありますし，いくつか触れることもあります．

　わるい病気ではないかと心配になりますね．

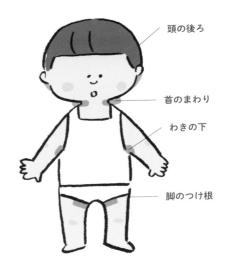

頭の後ろ
首のまわり
わきの下
脚のつけ根

❓このグリグリは何ですか？

　これはリンパ節です．

　わたしたちの全身には，血管と同じようにリンパ管という細い管がめぐっています．そのところどころに，ばい菌やわるい細胞がいないかを監視して，取り除こうとする場所があります．それがリンパ節です．

　リンパ節が働きだすと大きくなり，体の表面に近いところにあるものは，皮膚を通して触れるようになります．

❓放っておいていいですか？

　気づいたときの大きさを覚えておいてください．

　元気に過ごせていて，2〜3週間たっても大きくならなければ，心配なものではありません．

❓どんなときに腫れるのですか？

　腫れている場所の近くに傷がある，湿疹がある，あせもがある，おできがあるなどのときに多いです．それらが治れば，リンパ節も徐々に小さくなっていきます．

╲こんなときは╱

診察を

+ だんだん大きくなるとき
+ 気づいた場所だけではなく，他の場所も腫れてきたとき
+ 熱が続くとき
+ 寝汗をよくかくようになったとき
+ 体重が減ってきたとき

IgA血管炎

　細い血管が急にもろくなって，出血しやすくなる病気です．足や腕に赤紫色の斑点（紫斑）が出る，強い腹痛や血便がある，関節が痛くなる・腫れる，手足がむくむ，などの症状があります．

　紫斑などの症状は1か月ほどでよくなりますが，くり返すこともあります．

病名について

　以前は，アナフィラクトイド紫斑病，アレルギー性紫斑病，血管性紫斑病，シェーンライン・ヘノッホ紫斑病など，いろいろな名前でよばれていましたが，現在は IgA 血管炎という病名に統一されています．

治療

☞ 強い腹痛や血便がある場合，腎炎になった場合は，入院が必要です．
- 紫　斑：安静が大事（特別な薬はありません）
- 関節痛：安静，痛み止めの薬
- 腹　痛：ステロイド薬（飲み薬，注射）

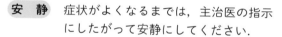

家庭で気をつけること

安　静　症状がよくなるまでは，主治医の指示にしたがって安静にしてください．

食　事　腹痛や血便がなければ，いつもどおりに食べてかまいません．

入　浴　元気がよければ，いつもどおりに入ってかまいません．

腎炎を合併することがあります

　紫斑が出てから，尿検査で血尿や蛋白尿を認め，腎炎を合併していることがあります．

　大部分は自然に治りますが，注意深く経過を観察することが大事です．

幼稚園・保育所・学校

　主治医の許可があるまで，お休みしてください．

こんなときは

診察を

✚ 救急受診：強い腹痛や血便，陰のう痛がある場合は，救急受診してください．

✚ 定期受診：症状がなくなっても，約半年間は定期受診してください（尿検査など）．

川崎病

　高熱が何日も続き，機嫌がわるくなります．目が赤く充血し，唇や舌が真っ赤になり，体に発疹が出ます．手足が腫れぼったくなり，手のひらや足のうらが赤くなります．首にグリグリ（リンパ節）を触れるようになったり，BCGを接種したところが赤くなったりします．

　はじめからこれらの症状がすべてそろうわけではありません．

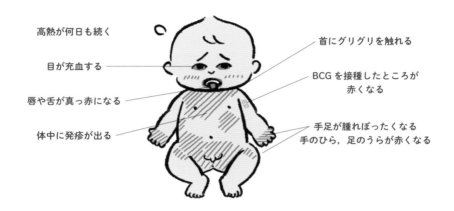

高熱が何日も続く

目が充血する

唇や舌が真っ赤になる

体中に発疹が出る

首にグリグリを触れる

BCGを接種したところが赤くなる

手足が腫れぼったくなる
手のひら，足のうらが赤くなる

❓原因は何ですか？　家族にうつりませんか？

　原因はわかっていません．
　川崎病の患者さんは，同じ地域で同じ時期に増えることもあることが知られています．
　しかし，同じ家や部屋にいたからといって，うつるような病気ではありません．

❓めずらしい病気なのですか？

　決してめずらしい病気ではありません．
　患者数は年々増えていて，最近では毎年1万7千人くらいのお子さんが発症しています（2018年）．

治療

　☞入院して治療します．

　☞心臓に障害が起こることがありますので，入院中からくり返し心臓の検査が行われます．

＼こんなときは／

診察を

　治療が遅れると，心臓に障害が起こる可能性が高くなります．主治医から指示された次の診察日には，必ず受診してください．それまでに，新たな症状が出てきたときや，元気がなくなりぐったりしてきたときは，早めに診察を受けましょう．

斜視

　目が内側に寄っているのを内斜視，外側を向いているのを外斜視といいます．

　原因はさまざまですが，ほとんどは目を動かす筋肉や神経の異常によるもの，または遠視によるものです．

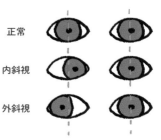

正常

内斜視

外斜視

偽内斜視

　赤ちゃんは，本当は内斜視ではないのに，一見，そのようにみえることがあります．これは，赤ちゃんは目と目の間（鼻のねもと）の皮膚が広く平たいため，内斜視のようにみえる現象です．

　目と目の間の皮膚をつまんで，内側の白目を隠している皮膚をよけると，斜視ではないことがわかります．

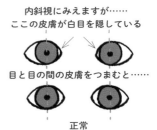

内斜視にみえますが……
ここの皮膚が白目を隠している

目と目の間の皮膚をつまむと……

正常

間欠性外斜視

　両目でしっかり見ているときもあるのに，ときどき（疲れたときや眠いときなどに）片目の視線が外へはずれる（視線があわなくなる）ことがあります．

　手術が必要な場合もあるので，子どもの眼にくわしい眼科医にみてもらいましょう．

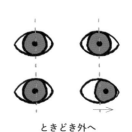

ときどき外へ

急性中耳炎・滲出性中耳炎

急性中耳炎

　鼓膜の奥の中耳とよばれる場所に，細菌やウイルスが入り腫れが起こる病気です．かぜなどをきっかけに起こることが多く，耳を痛がったり，熱が出たり，耳だれが出たりします．

治療　☞ 治療は，鼓膜の状況を観察し重症度を判定して，きめていきます．
　　　　必ずしも抗菌薬や鼓膜切開が必要になるとは限りません．大事なことは，
　　　　数日ごとに鼓膜を観察してもらうことと，処方された薬を自己判断で勝
　　　　手にやめないことです．

家庭で気をつけること

鼻　水　鼻水が多いときには，家でこまめに吸い取ってあげましょう．

入　浴　鼓膜がやぶれているときは，入浴時に耳の中に水が入らないように注意しましょう．

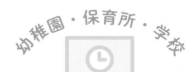

幼稚園・保育所・学校

痛みや熱がなければ，登園・登校してもかまいません．うつる病気ではありません．ただし，プールは主治医の許可をもらってからにしましょう．

滲出性中耳炎

　鼓膜の奥に液体がたまりっぱなしになる病気です．聞こえにくかったり，耳がつまった感じがしたりします．熱や痛みが出ることはありません．

治療　☞ 自然によくなることもあります．難聴の程度や鼓膜の状態などによって，
　　　　薬を飲んだり，鼓膜を切開したり，チューブを入れたりします．
　　　　いずれにしても，治療は何か月もかかることが多いです．途中であきら
　　　　めずに，完全に治るまで通院しましょう．

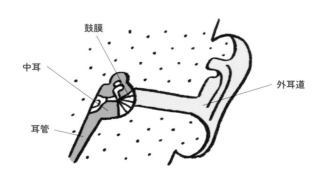

鼓膜　中耳　耳管　外耳道

鼻血

　鼻血は子どもにはよく起こります．多くは軽症で，ほとんどの鼻血は自宅で止めることができます．
　鼻をいじったり，ひっかいたり，こすったり，すすったり，かぜをひいたり，空気が乾燥することなどが原因になります．アレルギー性鼻炎が原因になることもあります．

家 庭 で 気 を つ け る こ と

　鼻血がのどに流れないようにうつむかせ，鼻の骨のないやわらかいところを10分間しっかり指でつまみます．大事なことは，10分間はつまむのをゆるめないことです．

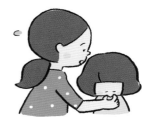

こんなときは

診察を

✚ 10分間つまんでも止まらないとき
✚ 歯ぐきなど口の中の出血や，青あざが体中にみられるとき

扁桃肥大・アデノイド肥大

扁桃やアデノイドが大きくても，ほとんどの場合は何の症状も引き起こしません．

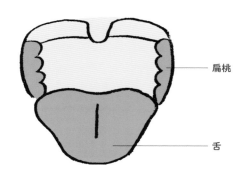
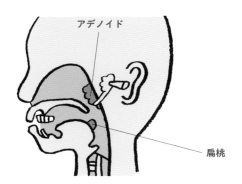

	扁桃肥大	アデノイド肥大
症状	・口呼吸になる． ・寝ているときに，いびきをかく，息が止まる（睡眠時無呼吸）． ・日中の眠気 ・3，4歳ころから大きくなり，5〜7歳で最大になります（個人差が大きい）． ・中学生くらいになると小さくなります．	・鼻声，こもった声 ・ろうと胸，はと胸 ・哺乳障害，体重増加不良 ・出生後から徐々に大きくなりはじめ，4〜6歳で最大になります（個人差が大きい）．
診断・治療	上のような症状がある場合は，耳鼻科で診察・治療を受けましょう．	口からは見えないので，耳鼻科で診察・治療を受けましょう．
手術の適応	・睡眠時無呼吸がひどいとき	
こんなときは診察を	・扁桃炎を何回も繰り返すとき ・食事がつかえるとき，飲みこみにくいとき	・中耳炎，副鼻腔炎（ちくのう）がなかなか治らないとき

無害性心雑音

　　心臓は血液を体に送るためのポンプです．ドックンドックンと規則正しく動いています．聴診器をあてると，心音とよばれる音が規則的に聞こえます．この心音以外に聞こえる音を心雑音とよびます．

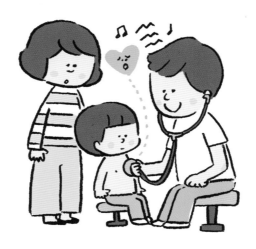

心雑音には2種類あります

　　ひとつは，心臓の4つの部屋をへだてている壁に穴があるときや，部屋の扉にすきまがあるときなどに聞こえる異常な心雑音です．もうひとつは，何も異常がないのに聞こえる無害性心雑音です．

　　無害性心雑音の場合，別の日に聞くと聞こえないこともあります．

❓ どうやって区別するのですか？

　　注意深く聞くと，音の性質がちがうので，無害性心雑音なのかそうでないのかを区別することができます．区別が難しいときには，心臓の専門医（小児循環器医）の診察を受け，心電図，心エコーなどの検査が必要になることもあります．

❓ 日ごろ気をつけることはありますか？

　　無害性心雑音であれば，日常生活に制限はありません．

あせも

汗の出口がふさがれて腫れてしまったもので，額や首のまわり，胸，背中などの汗が出やすいところに多くみられます．

家庭で気をつけること

汗をかく・かいたときの対処法
・裸ではなく，汗を吸い取りやすい肌着（綿など）を着せる．
・汗をかいたら，こまめに着替えさせる．
・お風呂やシャワーで汗を流し，清潔にする．

涼しくする
・エアコンをつかって，汗をかかない程度の適度な温度にする（夏は 25 〜 28℃，冬は 18 〜 22℃）．
・扇風機をつかう（冷やしすぎない程度に）．

薬を塗る
・処方された薬を指示どおりに塗る．

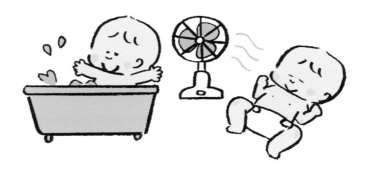

汗をかくことで体温調節しています
　人の体には体温を保つための仕組みがいくつかあり，汗をかくこともそのひとつです．汗をかくことを経験するのは大事なことです．

こんなときは もう一度診察を
✚ ぶつぶつの赤みが強く，どんどん広がっていくとき
✚ 皮膚がただれているとき
✚ かきむしりがひどいとき

水いぼ（伝染性軟属腫）

　白く丸く光った小さいイボです．つぶすと白いかたまりが出てきます．この中にウイルスがたくさん含まれていて，これが皮膚につくとうつります．

　水いぼ自体は痛みや，かゆみもありませんが，アトピー性皮膚炎や乾燥肌などのかゆみがある肌の場合は，かきこわしてしまってどんどん広がっていくことがあります．

治療

☞①薬：ハトムギの成分のお茶や漢方薬をつかってみることがありますが，確実に治す薬はありません．

☞②取る：ピンセットでつまんだり，液体窒素などで焼いたりして，取ることもできます．これらの治療の前に，痛み止めの塗り薬やテープをつかって痛みをやわらげることもできますが，それなりに痛みは残ります．また，全部取ってもまたできることがあります．

☞③治るまで待つ：1〜2年すると，自然に治ります．

家庭で気をつけること

爪切り　かきこわさないように，こまめに切っておきましょう．

入浴　いつもどおり入ってかまいませんが，きょうだいでタオルを共用するのは避けましょう．

スキンケア　こまめに保湿をするなどして，肌をよい状態に保ちましょう．

プールに入ってもかまいませんが……

　プールの水ではうつりませんので，プールに入ってかまいません．ただし，タオル，浮き輪，ビート板などを介してうつることがありますから，これらを共用するのは避けてください．プールの後はシャワーで肌をきれいに洗いましょう．

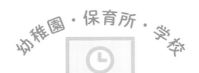

幼稚園・保育所・学校

　登園，登校の制限はありません．ただし，服でおおわれていない部分で，かきこわしているところは，ガーゼなどでおおってください．

こんなときは
もう一度診察を

✚ひっかいて化膿したとき

✚水いぼのまわりに発疹ができてかゆいとき

とびひ（伝染性膿痂疹）

すり傷や虫さされ，あせも，湿疹などに細菌が入りこんで，水ぶくれができます．これをかきこわした手で他の場所をかくと，そこにまた水ぶくれが"とびひ"します．

治療

☞①飲み薬：抗菌薬を飲んで，体の中から細菌をやっつけます．指示されたとおりに，最後まで飲みきってください．

☞②塗り薬：症状が軽い場合は，抗菌薬の入った軟こうを塗ります．毎日2〜3回塗ってください．

家庭で気をつけること

入　浴　シャワーで石けんをつかって体の汚れを洗い流しましょう．指示があれば，入浴後に軟こうを塗ってください（しみるときはつかわなくてよいです）．

手を清潔にする　爪を短く切り，毎日何度も石けんで手を洗いましょう．

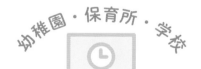

幼稚園・保育所・学校

乾燥しているか，ジクジクしている部分をガーゼなどでおおうことができれば，登園・登校できます．ただし，プールは乾燥するまで入らないようにしましょう．

こんなときは
もう一度診察を

✚ 熱が出たとき

✚ 2日以上たっても，水ぶくれが減らないとき

✚ 顔や体が腫れ，目が充血してきたとき

じんましん

　蚊に刺されたときのように皮膚の表面が盛り上がり，多くはかゆみがあります．場所や形，大きさもさまざまで，急に出てきては，数時間で消えます．

　原因不明の場合が多く，起こしやすい体質をもっていて，かぜや疲れなどをきっかけに起こります．その他のきっかけとして，次のようなものがあります．

・食べ物や薬など（摂取直後からおおむね2時間以内に起こります）
・「暑い」「寒い」などの環境，皮膚への直接の刺激，発汗
・動物，植物，衣類や石けんなど，触れたもの

　じんましんが出たときの状況からわかることがあるので，記録しておくと，くり返し出たときに原因を見つけることにつながります．

家庭で気をつけること

薬	かゆみ止めの薬を飲みます．ぬり薬は，ほとんど効果がありません． ※くり返して出る場合は，飲み薬を一定期間飲み続けることがあります．
冷やす	冷タオルなどで冷やすと，かゆみが軽くなります．
入浴	症状があるときには，ぬるま湯にして短時間で入りましょう．
運動	症状があるときには，控えましょう．

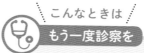

こんなときは
もう一度診察を

✚ ゼイゼイと息苦しそうなとき

✚ 吐いたり，お腹を痛がったりするとき

✚ ぐったりしているとき

しもやけ

　おもに手や足の指が，くり返し冷たい環境に置かれることで，皮膚の小さな血管の血のめぐりがわるくなって起こります．赤色から紫色で，かゆみや痛みを伴います．

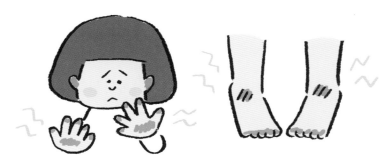

家庭で気をつけること

あたためる　手足が冷たくならないように，部屋の温度を調整したり，手ぶくろや靴下などであたためたりしてください．

マッサージ　あたたかいお湯に5〜10分つけ，水分を十分にふき取ってからマッサージしてください．

予　防　きつい靴，足首をしめつけるような靴下は避けてください．

こんなときは

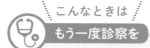
もう一度診察を

+ 2週間たってもよくならないとき
+ どんどん広がるとき
+ 痛みが強いとき
+ しもやけの周囲が熱をもっているとき

しらみ（アタマジラミ）

子どもが頭をかゆがるとき，髪の毛に白い卵があったら，アタマジラミかもしれません．
遊んでいるときに髪の毛が触れあってうつりますので，誰でも感染する可能性があります．
不潔が原因ではありません．

治療

☞①殺虫剤（フェノトリン）入りのシャンプー（スミスリン®）：卵には効かないので，３日に１回ずつ，きめられた回数（３〜４回）行います．

☞②専用のクシですき取る：リンスをつけて滑りをよくしておいた髪にクシを通し，一方向に根もとから毛先まですきとったら，１回ごとにクシをすすぎます．これを頭全体（とくに耳の後ろや後頭部）に繰り返します．

家庭で気をつけること

寝　室　他の子と同室で寝てかまいませんが，布団は分けましょう

しらみは熱に弱い　しらみは，60℃以上のお湯に５分以上つけると死滅します．寝具などは，熱湯消毒するか，アイロンをかけるとよいでしょう．

きょうだい　きょうだいの頭も確認しましょう．

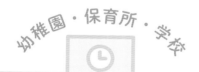

幼稚園・保育所・学校

登園・登校できます．

　治療を始めれば，プールも入ってかまいませんが，頭に触れるもの（ヘアゴム，ブラシ，帽子，衣類，タオルなど）を共用するのは避けましょう．

軽度の血尿・蛋白尿

　学校検尿や3歳児健診，幼稚園や保育所での尿検査で，軽い血尿や蛋白尿が見つかることがあります．このような尿検査は腎臓病を早く発見し，早く治療することを目的として行われています．

ほとんどは数年以内に治ります

　根気よく通院することが大事です．血尿や蛋白尿の程度が強くなり，さらにくわしい検査や治療が必要になることもまれにはありますが，ほとんどは数年以内に治ります．

定期的な尿検査が必要です

　はじめて見つかったときには，血液検査やエコー検査が必要なこともあります．それで異常がなければ，以後は定期的に尿を調べて，血尿や蛋白尿の程度が強くならないかをみていくことになります．

生活制限は不要です

　園や学校での生活に関しては，主治医に生活管理指導表を書いてもらって，その指示にしたがいましょう．軽度の血尿や蛋白尿では，日常生活の制限は不要です．家庭でも，主治医から特別の指示がなければ，食事や運動を制限する必要はありません．

📖 起立性蛋白尿

　体位性蛋白尿ともいいます．立ったり，腰を曲げたりするときだけ出る蛋白尿で，腎臓がわるいためではありません．蛋白が大量に出ることはなく，顔や体がむくんだり，尿の量が減ったりすることもありません．
　いつもどおりの生活をしてください．もちろん運動や食事の制限もありません．

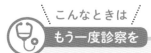

こんなときは
もう一度診察を

＋顔や足がむくむとき

＋おしっこが赤いとき

＋だるそうで元気がないとき

尿路感染症

　おしっこの通り道（尿路）に，出口から大腸菌などの細菌が侵入してきて起こる感染症です．

　膀胱炎の場合は，排尿痛や頻尿がみられ，腎盂腎炎の場合は，高熱や不機嫌などの症状がみられます．

　小さなお子さんの場合は，症状がはっきりしないことが多く，診断がむずかしい病気です．診断には尿検査が必要です．

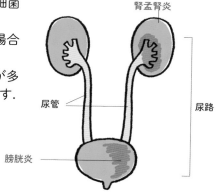

治療

☞ 膀胱炎：抗菌薬を通常３〜５日間飲みます．

☞ 腎盂腎炎：入院となることが多く，通常１〜２週間，抗菌薬の点滴や飲み薬をつかいます．主治医の指示どおり，しっかり治療しましょう．

家庭で気をつけること

水分を多めに　いつもよりたくさん水分をとりましょう．体の中の細菌を，おしっこで洗い流すような気持ちで．

おしっこ　おしっこをがまんしないこと．女の子はふき方（前から後ろへ）にも注意．

再発を予防するために

　尿路の異常があると再発しやすくなりますので，治った後にくわしい検査をする場合があります．再発をくり返す場合は，予防のために抗菌薬を飲み続けることもあります．主治医の指示にしたがってください．

　また，便秘は尿路感染症の大敵です．ひどい便秘があるときには，相談してください．

陰嚢水腫・停留精巣

陰嚢水腫

　精巣（こう丸）を包んでいる膜の中に水がたまって，陰のうが腫れます．痛みはありません．

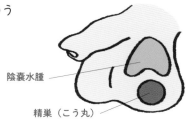

陰嚢水腫

精巣（こう丸）

治療

　☞①待つ：多くは半年くらいで自然に水が吸収されて治ります．

　☞②手術：1年たっても大きいとき，だんだん大きくなるとき，そけいヘルニア（p63参照）もあるときには，手術が必要な場合もあります．

停留精巣

　胎児の精巣はお腹の中にありますが，生まれる前に陰のうまで下りてきます．ところが，下りてくる途中で止まってしまうことがあります．

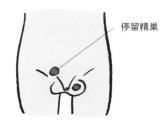

停留精巣

お風呂で診断

　停留精巣のようにみえても，お風呂などで体があたたまったときに精巣が下りていることがあります．これなら心配ありません．

治療

　☞1歳を過ぎても下りてこない場合は，必ず専門医に相談しましょう．

精巣捻転

　陰のうの中で精巣（こう丸）がねじれて，血液が届かなくなってしまいます．ものすごく痛がり，吐くこともあります．

　数時間で精巣がダメになってしまうので，緊急受診が必要です．

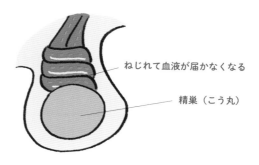

ねじれて血液が届かなくなる

精巣（こう丸）

こんなときは

診察を

　お子さんが「陰のうが痛い」と言ったら精巣捻転かもしれないので，緊急で受診してください．陰のうが痛いとは言わず，「お腹が痛い」と言うこともあります．お子さんが恥ずかしがっても，陰のうが痛くないか尋ねてみてください．

ただちに病院へ

　精巣捻転はわかりにくいこともあるので，受診して「精巣捻転の可能性は低い」と言われた後でも，吐き気をともなうような強い痛みが続く場合は，すぐにもう一度受診してください．

亀頭包皮炎・恥垢

亀頭包皮炎

細菌が亀頭と包皮の間に侵入し，おちんちんの先が赤く腫れて，膿（うみ）が出たり，おしっこのときに痛がったりします．パンツに黄色いうみがつくことで気づくこともあります．

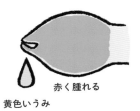

赤く腫れる

黄色いうみ

治療
☞ 症状に応じて，次の治療を選択します．
①軟こうを塗る．
②抗菌薬を飲む．

家庭で気をつけること

清潔にすることが大事です．
包皮を無理にむく必要はないですが，お風呂でやさしく洗いましょう．

恥垢

おちんちんをおおう包皮の下に，黄白色のチーズの固まりのようなものが見えることがあります．これは，陰茎からはがれた皮膚のかすで，恥垢といいます．
恥垢があること自体は問題ありませんが，清潔を保つことは大事なので，やさしく包皮をむいて，亀頭を洗ってください．

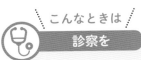

こんなときは
診察を

＋強い痛みや腫れがあるとき
＋おしっこが出ないとき

包茎

子どものおちんちんの先は包皮でおおわれているのが，ふつうです．軽く包皮をむいて亀頭が見えるようなら，何も問題はありません．亀頭がまったく見えないものを真性包茎といいます．

❓治療の必要はありますか？

乳児のときに真性包茎であっても，何もしなくても年齢とともにだんだん亀頭が見えるようになってくることが多いです．無理にむくことはやめましょう．

小学校高学年になっても真性包茎のままのときは，主治医に相談してください．

治療

☞包茎の程度によっては，ステロイド軟こうを塗りながら，少しずつ包皮を伸ばしていく治療があります．

ただちに病院へ

包皮を無理にむくと，包皮口から亀頭が外に出てしまって戻らなくなり，赤く腫れあがってとても痛がります．これは嵌頓包茎といって，すぐに治療が必要です．至急受診してください．

こんなときは

診察を

真性包茎で，包皮口が極端に狭くピンホール状になっていて……

+ おしっこの線が細い
+ おしっこがあちこち飛び散る
+ 亀頭と包皮の間におしっこがたまって，風船状にふくらむ

+ 亀頭と包皮の間にいつもおしっこがたまっていて，下着が尿でぬれる
+ 亀頭包皮炎をくり返す
+ 尿路感染症をくり返す

こんなときには治療が必要な場合もありますので，主治医に相談してください．

おりもの

女の子のおむつやパンツに，おりものがついていることがあります．
透明から薄い白色のおりものの場合は，生理的なものなので心配ないでしょう．
黄色から薄緑色のおりものの場合は，外陰部から腟に細菌が入って感染していると考えられるため，診察が必要です．

治療

☞ 洗う：お湯で洗うだけでも効果があります．足を開いて，ヒダ（陰唇）に沿って中までしっかり洗い流しましょう．

☞ 洗っても効果がないときには，抗菌薬をつかうこともあります．

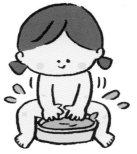

洗面器をまたいでしゃがみ，
ジャブジャブとよく洗う

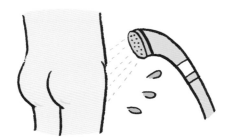

シャワーだけでは十分とはいえない

家庭で気をつけること

● 日ごろからお風呂でよく洗って，外陰部を清潔に保つようにしておきましょう．赤ちゃんの場合，陰唇が閉じているので，しっかり開いて，中まで洗いましょう．

● おしりをふくときは，"前から後ろへ"を徹底しましょう．

● 股いじりの年ごろになってきたら，手をよく洗う習慣を身につけましょう．

腸重積

　腸が腸の中に入りこんで，重なりあった状態に
なる病気です．入りこんだ腸は，強くしめつけら
れるので，時間がたちすぎると，その部分がダメ
になってしまいます．

　次のような症状がみられます．

①腹痛：「不機嫌に泣く⇔ぐったりする」をくり
　返す．
②くり返し吐く．
③イチゴジャムのような血便：発症してすぐには
　出ないこともあります．

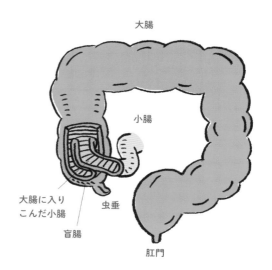

治療

☞ レントゲンやエコーで観察しながら，肛門から空気や造影剤，生理食塩
　水などを入れて，入りこんだ腸を押し戻します．

☞ 時間がたち過ぎているときや，全身状態がわるいとき，上記方法で戻ら
　ないときには，手術になることもあります．

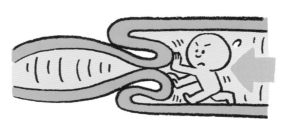

肛門から造影剤や空気を入れて押し戻す

こんなときは

診察を

　初期には診断がつかないことがあります．しかし，腸重積は早期の治療が必要ですので，
次のような症状がみられる場合は，夜間や休日でもすぐに受診してください．

✚ だんだんと元気がなくなっていくとき

✚ 吐く回数が増えるとき

✚ イチゴジャムのような血便が出たとき

肥厚性幽門狭窄症

　生後2週ころから，胃の出口（幽門部，下図の↓部分）の筋肉が厚くなり，通りがわるくなる病気です．噴水のように勢いよく吐くこともあり，だんだんと吐く回数が増えます．

　吐いた後は，すぐに母乳やミルクを欲しがりますが，飲むとまた吐いてしまいます．何日も続くうちに脱水になったり，栄養状態がわるくなって体重が増えなくなったりします．

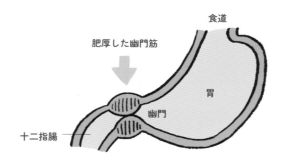

肥厚した幽門筋

食道

胃

幽門

十二指腸

 治療

　☞硫酸アトロピンという薬をつかう，手術（幽門の筋肉を切開）をする，などの治療があります．

そけいヘルニア

足のつけ根（そけい部）がぽっこりふくらむ病気です．俗に「脱腸」ともいわれます．
泣いたり，いきんだりしたときに，腸や卵巣が，足のつけ根の"すきま"からすべりだします（とび出します）．男の子は陰のう，女の子は大陰唇がふくらむこともあります．
出たり引っこんだりして，痛みはめったにありません．

そけいヘルニアの診断

受診したときにそけいヘルニアを認めていないと，診断が難しいことがあります．ぽっこり出ているときを撮影しておくと，診断の助けになることがあります．

治療

☞ 診断がついたら早めに手術を受けましょう．

📖 **嵌頓ヘルニア**

とび出した腸などが引っこまずに，絞めつけられた状態を「嵌頓」といいます．時間がたつと，腸などがダメになってしまうため，緊急手術になります．
そうなる前に，そけいヘルニアの診断がついたら，早めに手術を受けておくほうが安心です．

こんなときは
急いで診察を

そけいヘルニアになって……
+ 痛がるとき
+ 赤く腫れているとき
+ 何度も吐くとき

肛門周囲膿瘍

肛門のそばにできた赤いおできで, さわると痛がります.
黄色い膿（うみ）が出てくることもあります. よくなったり, わるくなったりします.

治療

☞ おしりを清潔にしておくことが大事です.

☞ 自然に治ることもありますが, 漢方薬を飲むこともあります.

☞ おしりが赤くなっているときは, 塗り薬を処方します.

☞ 大きくなる場合は, 切開して膿を出すこともあります.

家 庭 で 気 を つ け る こ と

● よごれやすいところなので, なかなか治りにくい病気です. 主治医の指示にしたがって, 根気よく治療していきましょう.

● 肛門のまわりをぬるま湯でやさしくすすいで, 清潔にしましょう.

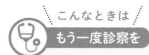

＼ こんなときは ／
もう一度診察を

✚ 熱が出たとき

✚ くり返しできるとき

肛門のスキンタグ

肛門にできる皮膚の盛り上がりをスキンタグといいます.「見張りいぼ」ともよばれます. 便秘などでかたいうんちが出ると, この部分が切れて, 腫れをくり返すことで盛り上がってきます.

次のような症状がみられます.
・肛門のシワの一部がひだ状に盛り上がっている.
・12時の方向にできることが多い.
・いままでに, うんちがかたくて肛門が切れたことがある.

12時の方向

治療

☞ 時間はかかりますが, ゆっくりと小さくなっていきます.

☞ 赤みや腫れが強いときは, 軟こうを塗ることもあります.

☞ 便秘があるときは, 便秘の治療をします.

　（p85「幼児の便秘」, p111「赤ちゃんの便秘」を参照）

家庭で気をつけること

肛門のまわりをぬるま湯でやさしくすすいで, 清潔にしましょう.

ろうと胸

　ろうと胸は，胸の真ん中がへこんでいる状態をいいます．程度が強いと，胸が痛い，持久力がない，呼吸が苦しいなどの症状が出ることがあります．

治療

☞胸のへこみは，成長につれて回復していくこともあります．
しかし，本人がコンプレックスを感じるようなら，手術について相談しましょう．

家庭で気をつけること

日常生活に制限はありません．

📖 ろうと胸の手術について

　手術の相談は小学校入学前からはじめましょう．実際に手術するのは，もう少しあとになるかもしれません．手術の方法にはいろいろありますが，胸の骨の後ろに金属板をあてて押し上げる方法が標準的です．

O脚・X脚

O脚

足首をそろえて立ったとき，
両膝が外側に膨らんで，
膝のあいだが開いてしまうのがO脚

X脚

膝をあわせて立ったとき，
両膝が内側にくっついて，
足首のあいだが開くのがX脚

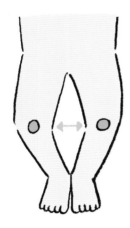 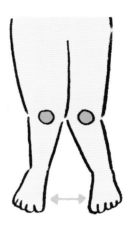

年齢によって脚の形は変わります

　2歳くらいまでは膝が開いているのが普通です（生理的O脚といいます）．

　歩くようになると徐々に膝が閉じてきて，3歳ころからは逆にX脚傾向となります（生理的X脚といいます）．

　生理的な変化は左右対称で，歩けないことや，歩くときに痛みがあることはありません．

　その後，6〜7歳にかけて成人に近い形になってきます．

こんなときは

診察を

+ 膝や脚の変形が左右で違うとき

+ 歩けないとき，歩くと痛みがあるとき

+ O脚の場合で，足首をそろえたときの両膝のあいだに，大人の指が3本以上入るとき

+ X脚の場合で，両膝をそろえたときの両足首のあいだに，大人の指が3本以上入るとき

　左右対称であっても，脚の開きが気になるときには，主治医に相談してください．

肘内障

　手を引っ張られた後などに痛がって，腕を下げたままで動かさなくなります．肘の関節がはずれかかっているためです．

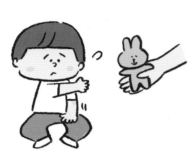

おもちゃなどを渡そうとしても，
肘内障のほうの腕を上げません

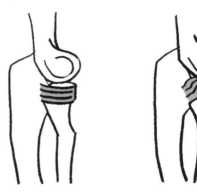

靭帯がずれて脱臼しかけています．

治療

☞肘と手を持って整復します．

家庭で気をつけること

- くり返すことがありますので，手をグイと引っ張らないようにしましょう．
- なったと思ったら，なるべく早く受診しましょう．
- 年齢とともになりにくくなります．

発育性股関節形成不全

　脚のつけ根の関節（股関節）が，いつの間にかズレてしまう病気です．そのままにしていると，歩行に支障が出ることがあります．

　赤ちゃんの股関節が正常に発育するために，抱き方やおむつの当て方など，注意するポイントがあります．

　次のうち複数が当てはまる場合は，起こしやすいといわれているため，とくに注意が必要です．

①向き癖がある
②女の子
③家族に股関節がわるい人がいる
④逆子（骨盤位）で生まれた
⑤寒い地域や寒い時期（11 〜 3 月）に生まれた（脚を伸ばした状態で衣服やおくるみで包むため）

家 庭 で 気 を つ け る こ と

　赤ちゃんは，手足を適度に曲げている姿勢が自然です．とくに股関節は，M字に曲げていることで正常な発育が促されます．

● 脚を自由に動かせるように，おむつや服で締めつけすぎないようにしましょう．

● 抱っこするときは，なるべく正面で縦抱っこし，開脚した状態にしましょう（p149「快適で安全な抱っこ」を参照）.

向き癖があるときの工夫

　顔の向き癖は，ほとんどの場合は問題ありませんが，体が少しねじれて，向いている方向と反対側の片膝を立てるような格好になるのは，股関節にとって好ましくありません．

　もしそのような状態になりやすいときは，次のような対応をしてみましょう．
・向き癖のあるほうと反対側から話しかける．
・向き癖のあるほうと反対側から授乳する．
・寝かせるときに，バスタオルなどを利用して，向き癖のあるほうの頭から身体まで少し持ち上げる．

熱中症

　高温多湿な環境にさらされることで，水分や塩分のバランスが崩れて，調子がわるくなった状態です．
「日射病」「熱射病」などをまとめて，「熱中症」といいます．

症状と対応

| ・倒れて意識がない　　・けいれんを起こした | → | 命の危険が迫っています！救急車を呼びましょう． |

| ・力が入らない　　・ぼーっとしている | → | 危険信号です！病院へ連れて行きましょう． |

| めまいがする，顔色がわるい，お腹が痛い，吐く，足などのこむらがえりがある，全身がだるい | → | 涼しいところへ移動させて，風を送り，イオン飲料を飲ませます．しばらくたっても回復しなければ病院へ連れて行きましょう． |

熱中症を予防するために

・帽子をかぶり，涼しい服装にしましょう．
・汗で失われるのは水分だけではありません．塩分も失われるので，あわせてとりましょう．
・ベビーカーの中はアスファルトからの照り返しで暑くなるので，注意しましょう．
・短時間であっても，車の中に子どもだけを残すのは避けましょう．

頭を打ったとき

　子どもが頭を打ってしまうことはよくありますが，重症になることはまれです.

　ただし，1歳以下で90cm以上，2歳以上で150cm以上の高さから落ちた場合は注意が必要です.

症状と対応

　頭を打ってから24時間くらいは，次の症状に注意してください.

> ・意識がない，おかしい
> ・けいれんを起こした
> ・出血が止まらない

→ 命の危険が迫っています！
救急車を呼びましょう.

> ・顔色がわるい，ぐったりしている
> ・何度も吐く
> ・手足の動きがおかしい
> ・5cm以上の大きなたんこぶがある
> ・頭の骨がへこんでいる

→ 危険信号です！
病院へ連れて行きましょう.

※その他，ふだんと様子が違うとき，不安なことがあるときは，受診してください.

> いつもどおり元気にしている，頭を打った後泣いたが，すぐに泣き止んだ，食欲がある

→ 家で様子をみましょう.

やけど

子どもの皮膚は大人に比べて薄く，重症化しやすいので注意が必要です．

症状と対応

まずは水道水などの流水で 20 分以上冷やします．衣服を着ている場合は，衣服ごと冷やしてよいです．水ぶくれがある場合には破らないようにしましょう．

・顔面のやけど ・1 歳未満で，やけどの範囲が大人の手のひらより大きい	→ 命の危険が迫っています！救急車を呼びましょう．
・水ぶくれがある ・皮膚が破れているところがある ・皮膚が白く，あるいは黒くなっている	→ 冷やしたうえで，病院へ連れて行きましょう．
2，3 cm 以内の範囲で皮膚が赤くなっているが，水ぶくれはない	→ 冷やして，家で様子をみましょう．

※判断に迷う場合は，かかりつけ医や近くの医療機関に相談してください．

家庭で気をつけること

- 受診しなかった場合も，時間をおいて患部の様子をみてください．
- まだ熱をもっているときや，広がってくるときには受診が必要です．
- くり返し流水で冷やすことも必要です．

やけどを予防するために

やけどのおそれのある物を，子どもの手の届く範囲に置かないようにしましょう．

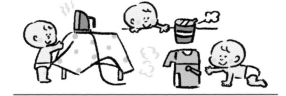

異物誤飲

　異物誤飲は，飲みこんだ物が，食べ物の通り道にあるのか（消化管異物），空気の通り道にあるのか（気道異物）で分けられます．

　また，飲みこんだ物が薬物のときは，中毒のおそれがあります．

飲みこんでしまったら

「いつ」「どんなものを（製品名，大きさ，性状など）」「どのくらい（個数・量）」飲みこんだかの3点を把握して，すぐに受診しましょう．

　受診のときには，誤飲した物と同じ物があれば持参しましょう．無理に吐かせるのは危険なのでやめてください．

📖 **中毒110番**

薬物やタバコを飲みこんだ場合は，中毒110番に対応方法を聞くこともできます．
- ・大阪中毒110番　　　072-727-2499　（365日24時間対応）
- ・つくば中毒110番　　029-852-9999　（365日9時から21時まで対応）
- ・タバコ専用回線　　　072-726-9922　（音声による情報提供）

気道異物が疑われる場合

　のどに物がつまって，声が出せない（窒息）場合，急に咳こんだり，ゼーゼーしたりしている場合は，次のような対応をしてください．

①すぐに救急車を呼びましょう．

②救急車が到着するまで，乳幼児には「背部叩打法」，年長児以上には「腹部突き上げ法」を行ってください．

③意識がない場合は，心肺蘇生法をすぐにはじめてください．胸骨圧迫（心臓マッサージ）を絶え間なく続けることが重要です．

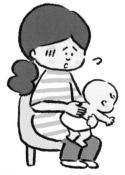

背部叩打法
- ・ひざの上でうつ伏せにする．
- ・背中の真ん中を数回たたく．

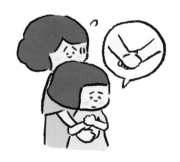

腹部突き上げ法
- ・後ろから手を回す．
- ・みぞおちより下で両手でこぶしを握って，上に突き上げる．

異物誤飲を予防するために

　トイレットペーパーの芯を通る大きさの物（直径39mm以下）は，すべて誤飲してしまう危険があります．子どもの手の届く範囲に置かないようにしましょう．

湿潤療法

　ケガ（または，やけど）を少し湿った状態にして治す方法です．キズのところからしみ出てくる体液（滲出液）には，キズを治すための成分がたくさん含まれています．この成分を利用するため，キズを乾かさないようにする保護材を貼って，治るのを待ちます．

❓家で貼りかえは必要ですか？

1日に1回は貼りかえましょう．
滲出液が多く，保護材からもれ出してしまったときも貼りかえましょう．

❓お風呂に入ってもいいですか？

お風呂に入っても大丈夫です．
ただし，キズの部分はぬらさないようにビニールなどでおおってください．もしぬれてしまったときは，流水でよく洗ってから新しい保護材を貼ってください．

❓洗ったり消毒したりしますか？

貼りかえるときに軽く洗ってもかまいません．
ただし，界面活性剤の入ったボディソープや石けんなどはつかわないでください．
消毒はダメです．

❓どんなときに受診したらいいですか？

きめられた日には必ず受診してください．
痛みが続くとき，キズのまわりが腫れてきたとき，熱が出たときは，早めに受診してください．

❓次に，軽いケガをしたときも同じようにやっていいですか？

軽いケガでしたら，すぐに水道水でしっかり洗って，同じように保護材でおおいます．
保護材でおおう前に，砂や土，木片などの異物が残ってないことを確認してください．

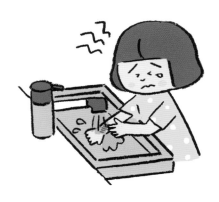

PART 4

長びく病気・くり返す病気

熱性けいれん

　熱が急に高くなったときに起こります．10人に1人くらいはなるので，めずらしくはありません．熱性けいれんを起こした子どもの3人に2人は一生に1回だけですが，3人に1人は再発します．再発したときのために，対処法を覚えておきましょう．

　また，熱とともにけいれんを起こす病気は熱性けいれん以外にもあるので，安易に熱性けいれんと考えず，けいれんが起こった場合には，必ず主治医に相談してください．

けいれんが起こったらどうするか

①あわてない，あわてない
・けいれんは通常数分間で止まります．命にかかわることはまずありません．

②安全の確保
・舌をかんでも命にかかわることはありません．指，おはし，タオルなど，物を口の中に入れないでください．
・平らな場所に静かに寝かせて，服をゆるめ，顔を横に向けます（吐いたものがのどにつまらないようにします）．

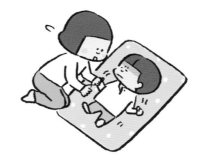

③けいれんの観察
・余裕があれば，時間（何分間続いているか），動き・様子（手足の動き，目の向き，顔色，唇の色），意識（呼びかけに反応するか）などを観察してください．動画を撮影するのもよいでしょう．
・けいれんが止まったら，呼びかけに反応するか，名前が言える子どもなら名前が言えるか，などを観察してください．反応がない場合は，けいれんが続いていることがあります．

　　　╱ こんなときには ╲
📞 **電話してください**

　✚ けいれんが5分間以上続いているときは，<u>救急車</u>を呼んでください．

　✚ けいれんが止まったら，<u>主治医</u>に電話してください．そして，
　　「救急車で来てください」
　　「あわてずに来てください」
　　「しばらく様子をみていてよいでしょう」
　　などの指示を受けてください．

熱性けいれんの再発予防

　数分で自然に止まる熱性けいれんであれば，何回起こったとしても，通常は予防の必要はありません．ただし，以下の①または②の場合には，予防薬をつかうこともあります．

①けいれんが 15 分間以上続いた場合
②次のうち 2 つ以上があてはまるけいれんが 2 回以上起こった場合
- ・1 回目のけいれんから 24 時間以内にけいれんをくり返した．
- ・けいれんの動きが左右で異なる．
- ・言葉が遅いなど，発達に気になるところがある．
- ・熱性けいれん，てんかんの家族がいる．
- ・1 歳未満で起こった熱性けいれん．
- ・発熱から 1 時間未満で起こった熱性けいれん．
- ・38℃未満の熱で起こった熱性けいれん．

予防薬のつかい方

薬
　ジアゼパム（ダイアップ®坐剤）という抗けいれん薬の坐薬を使われることが多いです．常備しておくとよいでしょう．

いつつかうか？
　37.5 〜 38.0℃を超える熱が出はじめたとき，なるべく早くつかいます．8 時間後も熱が続いていたら，もう 1 回つかいます（この後は熱が続いていても，つかう必要はありません）．

いつまでつかうか？
　最後に熱性けいれんを起こしてからおよそ 1 〜 2 年間，または 4 〜 5 歳ころまでは，熱が出るたびにつかいましょう．

注意点
　眠くなることや，ふらつくことがあります．転んで頭をぶつけないように見守ってください．症状がひどい場合は，主治医へ相談してください．

解熱薬の坐薬といっしょにつかうとき
　ジアゼパムの坐薬を先に入れ，30 分たってから解熱薬の坐薬を入れてください．なお，解熱薬の効果が切れて，また熱が上がるときに，けいれんが起こりやすくなることはありません．

📖 熱性けいれんとワクチン
　通常どおりワクチンを接種できます．ただし，接種後の注意点や対応を主治医から聞いてください．

泣き入りひきつけ（憤怒けいれん）

　かんしゃくを起こしたとき，激しく泣いたときなどに，息を吐いたまま呼吸を止めてしまい，顔色がわるくなって，意識がなくなる1分以内の短い発作を泣き入りひきつけといいます．

　激しく泣いていないのに，びっくりしたときや転んだときに，いきなり顔色がわるくなって意識がなくなるということもあります．

　原因ははっきりしていません．

治療

　☞特別な治療をしなくても後遺症を残すことはほとんどなく，4歳ころまでには起こさなくなります．

　☞くり返す場合には，鉄分不足と関係していることがあり，主治医の指示で鉄剤を飲んでもらうことがあります．

家 庭 で 気 を つ け る こ と

また起こったら　息が止まっていても，命にかかわることはありません．何もしなくても必ず回復します．

予防する？　かんしゃくを起こさないように甘やかすのはよくありません．基本的に，予防のために何かをする必要はありません．

＼こんなときは／

診察を

　6か月以下，2歳以上ではじめて起こしたときや，ひきつけが1分以上続いたとき，回数が多いときは検査が必要になる場合もありますので，主治医に相談してください．

てんかん

てんかんは，脳から異常な信号が出ることで，けいれんを起こす病気です．

多くの場合，けいれんをおさえる薬（抗てんかん薬）を指示どおり飲むことで発作を防ぎ，ふつうの日常生活を送れます．子どものうちに診断されるてんかんの3人に2人くらいは，大人になるまでには薬をやめることができます．

☞ **薬を指示どおりに飲んでください.**
　基本となる治療の1つ目は，薬を指示どおりに規則正しく飲み続けることです．「調子がよいから」と薬を勝手に減らしたり，やめたりすると，発作が起こることはよくあります．
　薬を飲みはじめてしばらくは，眠くなることや，発疹が出ることもあります．勝手に薬をやめたりせずに，そのようなときは専門医に相談してください．

☞ **定期的に診察と検査を受けてください.**
　基本となる治療の2つ目は，定期的に受診して検査を受けることです．年1〜2回くらいで，何年も続きますが，状態を知るために必要なので必ず受けてください．

☞ **かかりつけ医・専門医・家族で協力しましょう.**

治療

　薬の調節や検査は専門医が引き受けます．発作の手あてやかぜなどの治療はかかりつけ医が引き受けます．2人の医師と家族がお互いに協力しあいながら，治療を続けていきましょう．

家庭や学校で気をつけること

　日常生活，学校生活については，専門医から具体的な指示を受けてください．水の事故（ひとりでの入浴，学校のプール授業など）にはとくに注意が必要です．十分な睡眠と休養をとって，規則正しい生活を送っていると発作は起こりにくいといわれていますので，ぜひ心がけてください．

ゼイゼイする子

かぜをひくとゼイゼイしやすい子がいます.

ゼイゼイする病気の代表は「喘息」(p96 ～ 98「気管支喘息」を参照) ですが, 喘息以外にも, 次のような原因でゼイゼイをくり返す場合があります.

・ウイルス性 (RS ウイルスなど) の細気管支炎にかかった後:かぜをひいたときにゼイゼイをくり返します.
・鼻副鼻腔炎:鼻水や痰が絡んでゴロゴロいいます.
・気管軟化症:生まれつきの病気で, 母乳やミルクを飲んだときなどにゼロゼロします.

※これらが原因の場合は, 成長に伴って落ち着いてくることが多いです.
※小さなお子さんは, くわしく検査することが難しいため, 原因がはっきりしないこともあります.

治療

☞ ゼイゼイしていても, 呼吸が落ち着いていて, ときどき軽く咳をしている程度であれば心配いりません.

☞ 咳がひどくてつらそうなとき, 咳で眠りが浅くなってしまうとき, 咳きこんで吐いてしまうときなどには, 薬を処方することがあります.

家 庭 で 気 を つ け る こ と

加 湿	乾燥していると, 咳やゼイゼイが出やすくなります.
水 分	水分をとると, 痰がきれやすくなります.
換 気	寒くない服装にして, 部屋の窓を開けて空気を入れかえましょう.
寝るとき	上半身を起こした姿勢のほうが楽に呼吸ができます.
外あそび	少しくらい寒くても, 元気であれば外で遊ばせてもよいです.

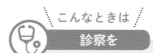

こんなときは

診察を

✚ 息苦しそうにみえるとき

✚ 夜, 咳で眠れないとき

✚ 咳きこんで何回も吐いてしまうとき

チック

　まばたきをする，咳ばらいをする，頭を振る，うなずく，額にしわをよせる，顔をしかめる，口を曲げる，鼻をフンフンならす，つばを飲みこむ，肩や手足をピクッと動かす，思わず声を出すなど，いろいろな症状がみられます.

　小学生の 10 〜 20 人に 1 人程度が経験します.ほとんどは大人になるまでに症状が軽くなっていくといわれています.

　チックの症状は，不安や緊張がきっかけで起こることもあります.また，これらの不安や緊張が解けたとき（家に帰ってきて，ほっとしたときなど）にも起こりやすくなります.

家 庭 で 気 を つ け る こ と

　不安や緊張の原因となるようなことが思いあたれば，それを変えてみましょう.本人を注意したり，「やめなさい！」としかったりすると，症状の悪化につながります.あせらず，おだやかな気持ちで，上手に症状を無視してください.

こんなときは

診察を

✚ 症状が長びくとき（1 年以上）

✚ 症状が強くなって，本人も気にしているとき

✚ 日常生活に影響（学校の授業中に声が出てしまうなど）が出たとき

✚ こだわりが強い，落ち着きがないなど，他のことでも困ったとき

指しゃぶり

　ほとんどの赤ちゃんは，生後2，3か月になると，自分で手を口にもっていき，指しゃぶりをするようになります．ピークは1歳半から2歳ころです．眠いときや，お腹がすいているときによくみられます．

　赤ちゃんにとって自然なことです．

家 庭 で 気 を つ け る こ と

3歳ころまでは心配ありません

● いろいろなことに興味をもつようになると，指をしゃぶるのをいつの間にか忘れてしまいます．指しゃぶりをしていないときに，しっかりほめてあげましょう．

● ちょっと不安なとき，寂しいとき，また，夜眠るときに指しゃぶりをすることがありますが，無理にやめさせようとしたり，しかったりしないでください．

● 指にたこができるほどに強く，何度も吸っていないかぎり，歯並びやかみ合わせなど歯への影響は心配しなくてよいでしょう．

こんなときは

診察を

　4歳になったら，指しゃぶりの状態を観察しましょう．

　指しゃぶりがあっても，寝る前の数分程度であれば，あまり心配することはありません．ただ，その程度によっては，歯並びやかみ合わせに影響することがあります．

　ストレスや不安などの原因がないか探してみましょう．集団生活や家庭での心の不安などを解消しても改善がみられない場合には，無理にやめさせることはせず，かかりつけ医に相談してください．

おねしょ

　5歳以降になっても月に数日おねしょが続く場合を，夜尿症（や にょうしょう）といいます．けっしてめずらしくはなく，5〜6歳では5人に1人，10歳でも20人に1人いるといわれています．

夜尿症の方針

①**あせらない**

　親のしつけのせいではありません．あたたかく見守る気持ちが何よりも大事です．

②**おこらない**

　心のなかで「しまった」と思っているときにおこられると，お子さんの「がんばろう」という意欲が損なわれ，治りにくくなります．おねしょをしなかった日には，いっしょによろこびましょう．

③**起こさない**

　夜中に無理に起こしてトイレに連れて行ってもよくなりません．

家 庭 で 気 を つ け る こ と

夕食は早めに	寝る2〜3時間前までに終わらせましょう．
水　分	17時以降は食事を含めてコップ1杯までとして，日中に多めにとってください．
寝る前にはトイレ	寝る前に必ずトイレに行ってください．
便　秘	便秘があれば治しましょう．

こんなときは

診察を

　生活改善でよくならない場合には，薬物療法やアラーム療法などを行います．

心因性頻尿

　次のようなことがあるときは，腎臓や膀胱などに病気があるのではなく，緊張したお子さんのこころのあらわれ（心因性頻尿）かもしれません．

・いま行ったかと思えば，またトイレに駆けこむ．
・熱はなく，おしっこをするときに痛む様子がない．
・ほんの少ししかおしっこが出ない．
・何かに熱中しているときにはトイレの回数が減る．
・おしっこの検査で異常がみられない．

家 庭 で 気 を つ け る こ と

● まわりの人がそのことを気にして注意をしたり，声をかけたりすることは逆効果です．まず，お子さんをとりまく環境をチェックし，何かストレスとなっていることがないか，お子さんの立場になって考えてみましょう．ストレスが見つかったら，お子さんの力になってあげてください．見つからなくても，あたたかく見守る気持ちが大事です．

● おしっこに何度行こうが，知らんぷりしてください．数か月で自然になくなります．

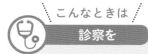

こんなときは
診察を

✚ おしっこをするときに痛がる様子があるとき

✚ のどのかわきを訴えて，水分をとる量が増えたとき

幼児の便秘

　トイレトレーニングのときや，保育所，幼稚園に通いだしたときから，うんちをがまんすることをくり返すと便秘になることがあります．
　次のような症状があるときに，便秘を疑います．

・うんちの回数が週に2回か，それよりも少ない．
・コロコロしたうんち，かたいうんちが出る．
・うんちのときに，強くいきむ，痛がる．
・立った状態でがまんするときがある．
・トイレトレーニングが終わったのに，パンツにうんちがつく．

治療

 ☞排便習慣や食事・水分・遊びに気をつけてもよくならない場合は，浣腸や坐薬，うんちをやわらかくする薬などをしばらくつかいます．

家庭で気をつけること

排便習慣
・うんちをがまんさせないようにしましょう．
・きまった時刻にトイレに座る習慣をつけましょう．はじめは座るだけでもほめてあげましょう．
・トイレでは，足台を置くなどして前かがみにさせましょう．

食事・水分・遊び
・朝ごはんを食べましょう．
・食物せんい（イモ類，豆類，野菜，くだもの）をよくとりましょう．野菜ジュースでは効果がありません．
・水分をよくとりましょう．
・体をよく動かして遊びましょう．

成長痛

　3歳から8歳くらいの子どもで，ひざや足を夜にはげしく痛がり，日中にはほとんど症状がなく，医師の診察や検査でとくに問題がないと判断されたときに，成長痛と診断されます．原因はわかっていません．

　次のような特徴があります．

・痛い場所：ひざ，すねなどの下肢が多いです．両側を痛がる場合が多いですが，片側だけの場合もあります．押さえて痛むことや，腫れることはありません．
・痛む時間帯：夕方から夜に多いです．
・痛みの程度：さまざまです（泣くほど痛がることもあります）．
・持続時間：一過性で短時間，反復することも多いです．
・日常生活：通園や通学に支障があることはありません．

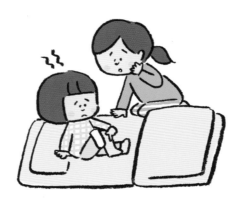

家庭で気をつけること

　さすってあげたり，あたためたりしてあげたりすると，痛みがやわらぐことがあります．

📖 スポーツなどによる過労

　インターネットなどでは，小学高学年から中学生が訴えるひざや足の痛みも成長痛として扱われていることがありますが，それらはスポーツなどによる過労が原因であり，ここで扱う成長痛とは別のものとして考えるべきです．

こんなときは
🩺 診察を

　日中も痛みが続く場合や，通園や通学に支障がある場合は，他の病気がかくれていて治療が必要なこともありますので，主治医に相談してください．

起立性調節障害

　小学校の高学年から高校生のころに起こる病気です.

　体には，自分でコントロールできる部分とできない部分があります. たとえば，手足は自分でコントロールできますが，心臓や血管，腸などは自分ではコントロールできません. これら心臓や血管，腸など，体の重要な部分をコントロールしている神経が自律神経です.

　起立性調節障害は，この自律神経のバランスが乱れて，さまざまな症状が起こった状態です. 午前中に調子がわるく，午後になると徐々に回復します.

　症状の程度により長びく場合もありますが,ほとんどの場合,成長とともにしだいによくなるので，心配はいりません.

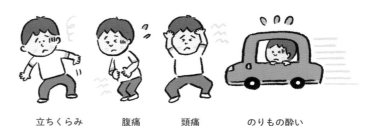

立ちくらみ　　腹痛　　頭痛　　のりもの酔い

📖 **どうして立ちくらみや動悸が起こるのか?**

　自律神経は，立っているときに血管をひきしめて，血液が下半身に集まらないように調整しています. 自律神経のバランスが乱れてしまうと，血液が下半身に集まり，脳に血液が行かなくなります. そのため，立ちくらみや動悸などが起こるのです.

家庭や学校で気をつけること

　規則正しい生活をすることが一番大事です. 早寝，早起き，朝ごはんを心がけましょう. 症状が強い場合，朝起きることができず，学校に行けない子もいます. 病気の状態を保護者や学校の先生も理解していただくことが重要です.

生活上の工夫　・立つときは，頭を下げてゆっくり起き上がりましょう.

　　　　　　　　・短時間での起立でも，足をクロスさせましょう.

　　　　　　　　・毎日 30 分は歩き，下肢の筋力が低下しないようにしましょう.

　　　　　　　　・1 日 1.5L 以上の水分をとりましょう. 塩分も多めに.

　・症状が強いときは，薬を処方することもあります.

🩺 ＼こんなときは／
もう一度診察を

✚ なかなかよくならない場合は，生活習慣を見直したり，薬を処方，変更したりすることがあるので，主治医に相談してください.

幼児・学童の肥満

肥満度は，$\dfrac{（体重－標準体重）}{標準体重} \times 100$（％）の式で計算します.

幼児期は，肥満度 15％以上を肥満，30％以上を高度肥満

学童期は，肥満度 20％以上を肥満，50％以上を高度肥満　と定義されています.

幼児期

　幼児期は，食事，運動，睡眠などの生活習慣が身につく時期です. 肥満であっても大きな問題なく生活できていることが多いですが，3 歳時点での肥満は成人の肥満と関連します.

学童期

　学童期の肥満は，いじめや不登校，自尊心の低下につながり，将来的には成人期の生活習慣病（糖尿病，高血圧，心筋梗塞など）へと移行していくことが知られています. 高度肥満では，学童期から生活習慣病になることもあります.

家庭・幼稚園・保育所・学校で気をつけること

　本人の自尊心に配慮しながら肥満の原因をみつけることが対応の第一歩です.

運　動　幼児では，体をつかった楽しい遊びの時間を増やすことを意識しましょう. 学童期以降は，外遊びなどでもよいので，1 日 60 分を目標に，無理のない範囲で運動をはじめましょう

食　事　炭水化物をとりすぎていませんか？　清涼飲料水は飲まないようにし，おやつの量や食事内容を見直しましょう. 菓子パンにも注意を. 家族もあわせて食事内容を見直すとよいでしょう.

テレビ，ゲーム，インターネット　すべて合わせて 1 日 60 分以内に制限しましょう.

睡　眠　幼児は 10 時間, 学童は 9 時間, 中学生以上は 8 時間以上の睡眠時間を確保しましょう.

環境の改善　目の届くところに食べ物やお菓子を置かない，冷蔵庫に必要以上に買い置きをしないなど，家庭環境の整備も大事です.

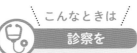

こんなときは

診察を

　肥満の対応に悩むときは主治医に相談してください. 肥満のわりに身長の伸びがよくないときには，精密検査が必要な場合もあります.

幼児の肥満度判定曲線

区分	呼称
①＋30％以上	ふとりすぎ
②＋20％以上＋30％未満	ややふとりすぎ
③＋15％以上＋20％未満	ふとりぎみ
④−15％超＋15％未満	ふつう
⑤−20％超−15％以下	やせ
⑥−20％以下	やせすぎ

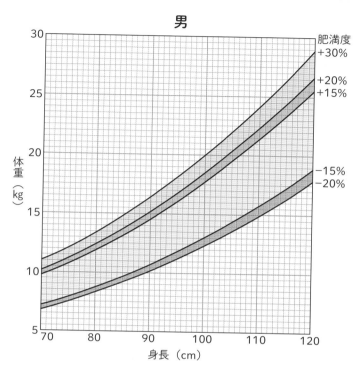

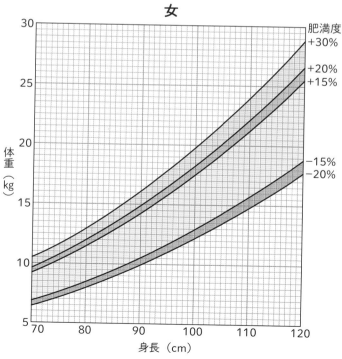

（厚生労働省 乳幼児身体発育調査より）

乳児の貧血（鉄欠乏性貧血）

　貧血とは，血液中の赤血球の中にある，酸素を運ぶ役割のあるヘモグロビンが少なくなった状態です．ヘモグロビンをつくるには鉄が必要です．

　乳児が貧血の症状を訴えることはありません．ただし，泣きいりひきつけ（憤怒けいれん）（p78を参照）は，鉄不足が関係している場合があります．

 乳児に多い貧血

　お母さんのお腹の中にいる間に，赤ちゃんに鉄が送られ蓄えられます．最初は，その鉄をつかってヘモグロビンをつくりますが，だんだん足りなくなってきます．そのときに，離乳食に含まれる鉄が少ないと，鉄欠乏性貧血になります．

　乳児の10人に1人弱が鉄欠乏状態といわれ，めずらしくはありません．

治療　☞鉄の薬（鉄剤）を処方します．

　貧血は1か月くらいで治りますが，そのあとも，鉄が体の中に十分に蓄えられるまでの数か月間は内服を続ける必要があります．指示があるまでやめないようにしましょう．

家庭で気をつけること

　貧血を予防するために，鉄分を多く含む食事（下の表）を工夫しましょう．

	100g 中鉄分（mg）
牛赤身肉	1.7-2.9
豚赤身肉	0.6-1.9
卵	1.8
マグロ	2.0
かつお	1.9
焼きサケ	1.7
焼きサバ	1.6
鶏ささみ	0.2-0.6
タイ	0.2
タラ	0.2

赤身の肉・魚，焼きサケ，サバには鉄分が多い

白身魚・ささみには鉄が少ない

思春期の貧血（鉄欠乏性貧血）

　貧血とは，血液中の赤血球の中にある，酸素を運ぶ役割のあるヘモグロビンが少なくなった状態です．ヘモグロビンをつくるには鉄が必要です．

　思春期は，体が成長するための栄養がたくさん必要なので，鉄不足の貧血（鉄欠乏性貧血）になりやすいです．激しいスポーツ，無理なダイエットや偏食，生理の出血があることも鉄欠乏の原因になります．動悸（心臓がどきどきする），息切れ，体がだるい，立ちくらみ，頭痛などの症状が出ることもあります．

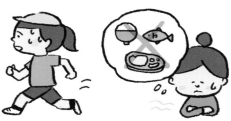

治療

☞鉄の薬（鉄剤）を処方します．

　貧血は1か月くらいで治りますが，そのあとも，鉄が体の中に十分に蓄えられるまでの数か月間は内服を続ける必要があります．指示があるまでやめないようにしましょう．

　生理の出血が多いときは婦人科で治療を受けましょう．

家 庭 や 学 校 で 気 を つ け る こ と

　鉄分を多く含む食事（下の表）をして，偏食をなくし，無理なダイエットはしないようにしましょう．

	100g 中鉄分 （mg）
牛赤身肉	1.7-2.9
豚赤身肉	0.6-1.9
卵	1.8
マグロ	2.0
かつお	1.9
焼きサケ	1.7
焼きサバ	1.6
鶏ささみ	0.2-0.6
タイ	0.2
タラ	0.2

── 赤身の肉・魚，焼きサケ，サバには鉄分が多い

── 白身魚・ささみには鉄が少ない

吃音

　吃音は，本人が思うようになめらかにことばが話せなくなる状態です．音の一部を繰り返す「連発」，引き伸ばす「伸発」，最初の音が出ない「難発」に分類されます．歌や声あわせでは症状が出ません．

　2〜5歳のお子さんの20人に1人くらいが急に発症します．症状には個人差が非常に大きいことも知られています．

家庭・幼稚園・保育所・学校で気をつけること

できること

- そのままでよいことを伝え，時間をかけて話を聞いてあげましょう．
- 吃音が出やすいことばや場面があることを理解しましょう．
- からかいの対象とならないよう，幼稚園・保育所・学校の先生に接し方を伝えてください．
- 家庭内で吃音について話せる雰囲気をつくってください．

しないでほしいこと

- アドバイスをしたり，真似をしたりしないでください（自尊心を傷つけます）．
- 言い直しをさせたり，練習をさせたりしないでください（ストレスを与えます）．
- ことばの先取りをしないでください（話そうとする意欲をそぎます）．

　3年くらいで半数以上が改善します．しかし，言いかえなどの工夫により吃音が目立たなくなってからも，本人はその工夫にストレスを感じていることがあります．症状と本人の悩みの程度は必ずしも比例しません．

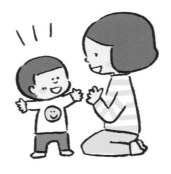

差別用語に注意

　「どもり」というよび方は，差別用語にあたるのでつかわないようにしましょう．

落ち着きがない（神経発達症）

　集団生活のなかで，順番が待てない，座っていられないなど，他のお子さんから浮いてしまうようなときには，お子さんとのつきあい方にちょっとした"コツ"が必要な場合があります．
　"コツ"が必要なお子さんは20人に1人くらい（喘息のお子さんの数と同じくらい）いるといわれています．本人にがんばらせるのではなく，上手につきあって，よい面をのばし，その子が自信をもって生活できる環境を，まわりの大人がつくってあげることが重要です．

家庭・幼稚園・保育所・学校で気をつけること

　次のような"コツ"を意識して，お子さんとつきあいましょう．

しかるからほめるへ

　どうしてもしかることが多くなってしまいがちですが，しかってもあまり効果はありません．困っている行動を変えていくためには，できていることを認め，ほめることを意識することが大事です．

お子さんがうまく行動できる環境づくり

　落ち着きがなくなる場面を具体的に想像して，何か原因がないかを考えます．たとえば，食事中におもちゃが目に入ってしまったら，遊びたくなってしまいます．見えないところに片づけましょう．

伝え方の工夫

　お子さんに何か伝えるときには，近くでおだやかな声でやさしく話しかけましょう．内容は，短く具体的に伝えます．

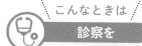

＼ こんなときは ／

診察を

　"コツ"を意識してもうまくいかないときや，日常生活に支障があるとき（幼稚園，保育所，学校でトラブルがあるときなど）には，主治医に相談してください．

アレルギーの病気

- ［気管支喘息］
  喘息発作が起こったら
  （発作止めを処方されている人）
  日常生活で気をつけること
  喘息発作を予防する薬
- ［アトピー性皮膚炎］
  治療のこころがまえ

  治療の基本はスキンケア
  軟こうを塗る
- ［食物アレルギー］
  食物アレルギー
  食物アレルギー児の食事
- ［目と鼻のアレルギー］
  アレルギー性鼻炎・結膜炎

喘息発作が起こったら（発作止めを処方されている人）

軽い発作のとき
・水分をとると，痰がきれやすくなります．
・寒くないように衣類などであたたかくして，窓を開けて空気を入れかえましょう．
・寝るときには，少し上半身を高くして，仰向けでなく横向きにしてあげると楽になります．

それでも息苦しさが続くとき
①発作止め薬をつかってください．あなたの薬は＿＿＿＿＿＿＿＿＿＿＿＿＿＿＿＿＿です．
　（気管支拡張薬の貼り薬は，効いてくるまでに何時間もかかります．本来，発作止めにつかう薬ではありません）
②発作止め薬を吸入したら15分後，内服したら30分後に発作の様子を確認し，必ず記録しておいて，あとで主治医に伝えましょう．
③いったんおさまったあともゼイゼイが残っているようなときは，主治医の指示どおり，もう一度吸入する，もしくは薬を飲むなどして，発作がまた強くなるのを防いでおきます．

こんなときは
受診を

✚すぐに救急車を！　うとうとして呼びかけに答えない，尿や便をもらす場合．救急車を呼びましょう．

✚早めに受診を！　薬をつかって30分たってもおさまらない場合．あまりがまんしすぎると，あとで治療に苦労します．

✚日中に受診を！　薬でいったんおさまっても，次の日もまた発作が起こった場合．何日も発作止めだけでがまんしてはいけません．

日常生活で気をつけること

　喘息の発症・増悪の環境要因として一番多いのは，家のほこり（ハウスダスト：主成分はダニ）ですので，家のほこりを減らすことはとても大事なことです．

家庭で気をつけること

こまめな掃除

　床の掃除機がけは，できるだけ毎日することが望ましいです．畳の部屋も含めて，3日に1回はしっかりと時間をかけて掃除するとよいでしょう．

じゅうたん・カーペット

　ほこりがたまりやすいので，じゅうたんやカーペットは使用しないほうがよいでしょう．

寝室や寝具

　寝室のほこりや寝具にはとくに気をつけましょう
・シーツ，布団カバー，枕カバーなどはこまめに洗濯しましょう．
・ふとんは日光にあてて干してください．
・1週間に1回，寝具にも掃除機をかけてください．
・薬をつかっていても寝ているときの発作が多い場合は，防ダニ布団や布団カバーの使用を考えましょう．

風通し

　部屋は風通しをよくして，ときどき空気を入れかえましょう．

暖房器具

　石油やガスなどの化学物質を発生させる器具は，室外換気型が望ましいです．

タバコなどの化学物質対策

　のどや鼻の刺激になるものは遠ざけましょう．たとえば，タバコの煙，線香，蚊取り線香，花火，ペンキ，シンナー，接着剤，防虫剤などです．
　とくにタバコの煙は要注意です．家の外や換気扇の下で吸っても，吸っていた人の吐く息や服についている有害物質が，発作を引き起こします．

ペット

　犬や猫などの動物の毛やフケ，鳥の羽毛などがアレルギーの原因となることがあります．発作をくり返している場合は，ペットを親戚にあずかってもらうか，最低限お子さんと同じ部屋に入れないようにしましょう．

喘息発作を予防する薬

　喘息は，発作のときだけ治療すればよいのではなく，発作を起こさないように管理していくことが大事です．そのため，薬を毎日つかいます．
　数か月から数年かかる治療ですが，正しくつかえば副作用の心配はほとんどありません.

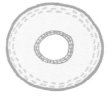
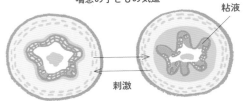

喘息ではない子どもの気道

腫れていない

喘息の子どもの気道

刺激

発作を起こしていないとき：
少し腫れていて，
せまくなっている

粘液

発作を起こしたとき：
腫れが強く，さらに
せまくなっている

テープと予防治療

気管支拡張薬の
テープだけの予防
治療は原則として
行われません．

吸入薬　吸入ステロイド

　喘息の原因である気道の腫れをおさえて，発作を起こしにくくします．発作をすぐに止める薬ではないので，発作のときにだけつかっても効果は少ないです．
　吸入後には必ずうがいをさせて，口の中に残った薬を洗い流してください．うがいができないお子さんには，水分をとらせてください．

液体（パルミコート®，ブデソニド吸入液® など）
　ネブライザーをつかって吸入する薬で，おもに乳幼児につかいます．マスクやマウスピースをつかいますが，吸入に時間がかかるので，嫌がらないようにする工夫が必要です．

噴霧タイプ（フルタイド®，キュバール®，オルベスコ® など）
　噴霧するタイミングに吸いこむことが難しく，うまく吸入できないことが多いので，スペーサー（吸入補助具）をつかうことが推奨されます．液体に比べて短時間で吸入できます．

ドライパウダー（フルタイド®，パルミコート® など）
　細かい粉を自分で吸いこむため，しっかりと吸いこむ力が必要です．6歳以上のお子さんを目安につかいます．薬によってつかい方が異なるので，主治医や薬剤師から正しい吸入方法の指導を受けてください．

　吸入ステロイドと気管支拡張薬の合剤（アドエア®，フルティフォーム® など）がつかわれることもあります．

飲み薬（シングレア®，キプレス®，オノン®，モンテルカスト®，プランルカスト® など）

　気道を狭くするアレルギー物質のはたらきをおさえて，発作を起こしにくくする薬です．これも，発作をすぐに止める薬ではないので，発作のときにだけつかっても効果は少ないです．

治療のこころがまえ

アトピー性皮膚炎を治すためには,次のような"こころがまえ"を,いつまでも忘れずに!

家庭で気をつけること

忍耐強く

アトピー性皮膚炎をあっという間に治すことはできません.いったんよくなっても手をぬかず,一時的にわるくなってもガッカリしないで,忍耐強くできるだけよい状態をキープしましょう.キープすることが治ることにつながります.

定期的に受診

症状が変われば治療も変わっていきます.必ず定期的に受診してください.薬がなくなってから受診することのくり返しではなかなかよくなりません.

自己流は失敗のもと

「よくなったので薬を塗るのをやめた……」
「わるくなったので市販の薬をつかった……」
「毎日薬をつかうのはよくないと思ったので減らした……」
など,自己判断で治療を変えるのは失敗のもとです.わからないことは,必ず主治医に相談してください.

食物アレルギー?

アトピー性皮膚炎のお子さんが全員食物アレルギーをもっているとはかぎりません.しっかりと治療しているのに湿疹がなかなかよくならない場合,特定の食物を食べたあとに湿疹がひどくなる場合などに,食物アレルギーを疑います.

よけいなお世話

親切な人が「あれがいい」「これがいい」と教えてくれることがあります.なかなかよくならないと,そんなうわさ話に飛びつきたくなる気持ちもわかりますが,必ず主治医に相談してください.

ネットの情報にも注意

最近はインターネットで検索すると何でも情報が得られます.手軽ですが,すべてが正しい情報とはかぎりません.ネットで得た情報をうのみにせず,必ず主治医に相談してください.

治療の基本はスキンケア

　アトピー性皮膚炎の治療で一番大事なのは，毎日のスキンケア（お肌の手入れ）です．
　汗をかいたり，よだれや食べ物が顔についたりしたら，すぐに洗い流して軟こうを塗りましょう．
　お風呂からあがったあとは，タオルでポンポンと軽くたたくように体をふいて，肌が乾ききらないうちに（できれば10分以内に）保湿剤を塗りましょう．

石けん

　石けんやシャンプーをつかってもかまいません．石けんはよく泡立てて，手でなでるようにやさしく洗います．石けんが体に残っていると乾燥の原因になるので，洗い終わったあとは，しっかりと流すことも大事です．
　また，お風呂のお湯はぬるめにしましょう．

かゆい！

　アトピー性皮膚炎は，かゆい……　かゆいから掻く……　掻くと傷がつく……　傷がつくとまたかゆくなる……　また掻く……　という悪循環になりやすいものです．
　この悪循環を止めないと，なかなかよくはなりません．そこで，役に立つ方法をいくつか紹介します．

対処法

・かゆいところを保冷剤などで冷やす．
・ステロイド薬（ないときは保湿剤）を塗る．

予防法

・チクチクする衣類は避ける．
・寝るときは，あたたかくしすぎない．
・爪は短く切っておく．

やっぱりスキンケアが大事

　スキンケアが十分でないと，かゆみ止めの薬を飲むだけではあまり効果はありません．

軟こうを塗る

塗り薬の使用量の目安

　人差し指のてっぺんから一節目まで出した量が，大人の手のひら2枚分の面積に塗る量です.
　指につけた薬を患部数か所にトントンと置き，軽く2〜3回，皮膚のシワに沿って横方向に塗り伸ばします．すりこむ必要はありません．テカリがあり，ティッシュ1枚がくっつくくらいの量が適量です．薄く塗っていたのでは，十分な効果が得られません．

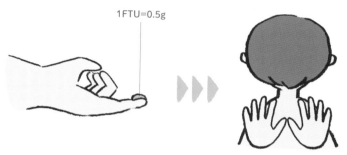

1FTU＝0.5g

大人の手のひら2枚分の面積

軟こう外用量の目安（1FTU＝0.5g）

	顔と首	片腕	片脚	胸・お腹	背中	全身
3〜6か月	1FTU	1	1.5	1	1.5	8.5（約4g）
1〜2歳	1.5	1.5	2	2	3	13.5（約7g）
3〜5歳	1.5	2	3	3	3.5	18（約9g）
6〜10歳	2	2.5	4.5	3.5	5	24.5（約12g）

（日本皮膚科学会，日本アレルギー学会：アトピー性皮膚炎診療ガイドライン2018．日皮会誌，128（12）：2458．をもとに作成）

📖 ステロイドと保湿剤を重ねて塗る場合

- 患部が広く全体に塗る場合：ステロイドを先に塗ってから，保湿剤を重ねて塗ります.
- 赤くなっている箇所が点々としている場合：全体に保湿剤を塗ってから，赤くなっている箇所にステロイドを点々と塗ります.

❓いつ止めるの？

　赤みがひいてすぐに薬を中断すると，症状がぶり返してしまうことがあります．それは皮膚の深いところがよくなっていなかったためです．塗るときに手で肌の状態を確認し，ザラザラ，ゴワゴワしているあいだは，赤みがひいても薬を塗り続けることが必要です．保湿剤は毎日継続して塗ります.
　症状が落ち着いてからも，塗る回数を減らして薬を続ける治療法（プロアクティブ療法）があり，ぶり返しにくいといわれています．自己判断せずに主治医の指示にしたがって，きれいな肌をキープできるようケアしてください.

食物アレルギー

　特定の食物を食べたとき,体がその食物を間違って敵と判断すると,皮膚が赤くかゆくなったり,吐いたり,下痢をしたり,ゼーゼーと息が苦しくなったり,まれに顔色がわるくなってショックを起こしたりすることがあります.

　このような症状が出ることを食物アレルギーといいます.

きちんと診断

　血液検査や皮膚テストで反応がみられても,必ずしも食物アレルギーとはいえません.
・実際に食べるのをやめると症状がよくなるか（除去試験）
・原因と思われる食物だけを食べさせると症状が出るか（負荷試験）
などの試験をして,総合的に判断します.

　血液検査などで反応があったからといって,"念のために除去すること"はおすすめできません.必ず主治医の指示に従ってください.

食物アレルギーと診断されたら

　たとえば,牛乳アレルギーと診断されたら,牛乳そのものだけでなく,牛乳を含む食物もやめなければならない場合があります.しかし,食べても症状の出ない量までは,むしろ積極的に食べさせていくほうが体を慣らしていく点で有効です.

　どのようなものをどれくらいの量まで食べさせてよい（食べさせてはいけない）か,代わりに何を食べさせればよいかは,主治医や栄養士に相談してください.

❓食事制限はいつまで？

　子どもの成長につれて,食物アレルギーは治っていくことが多いです.
　定期的に負荷試験を行って,食べられるようになっているかを確認します.きびしい制限をしなくてもよくなる日がくることが多いので,その日までがんばりましょう.

食物アレルギー児の食事

卵アレルギー

卵は，加熱したものと非加熱のもので，アレルギー症状を引き起こす強さがまったく違います．

強い	>> アレルギーの強さ >>		弱い
生卵 半熟	ゆで卵，茶わん蒸し オムレツ スクランブルエッグ マヨネーズ	ハム，ソーセージ かまぼこ，ちくわ はんぺん，カニカマ	卵入りパン 天ぷら粉 麺類のつなぎ 固ゆで卵黄
	アイスクリーム プリン	カステラ，ケーキ ドーナツ	クッキー

代わりになる食品 魚介類，肉類，豆腐，牛乳，シャーベット，せんべい

基本的に除去する必要のない食べ物 魚卵，鶏肉，卵殻カルシウム

牛乳アレルギー

牛乳は，加熱と非加熱で，アレルギー症状を引き起こす強さはあまり変わりません．

強い	>> アレルギーの強さ >>		弱い
牛乳 ヨーグルト 生クリーム チーズ	粉ミルク マーガリン シチュー	ハム ソーセージ 乳酸（菌）飲料	パン
	アイスクリーム プリン コーヒー牛乳	カステラ，ケーキ チョコレート キャラメル	ビスケット クッキー

代わりになる食品 代用乳（ミルフィー HP®，MA-mi®，ニュー MA-1®，ペプディエット® など）

基本的に除去する必要のない食べ物 牛肉，乳化剤（一部は除く），乳酸カルシウム，乳酸菌

📖 **乳酸菌・乳化剤と「乳酸（菌）飲料」**

乳酸菌や乳化剤は「乳」の文字が入りますが，牛乳から作られているわけではないので，牛乳アレルギーでも除去する必要はありません（乳化剤の一部は除く）．ただし，「乳酸（菌）飲料」は乳製品に乳酸菌を入れて作られているので，除去が必要です．

小麦アレルギー

食べられない食品	代わるもの
パン，うどん，そうめん ラーメン，パスタ てんぷら，フライ とんかつ，シチュー	コーンスターチ くず粉 片栗粉
ケーキ，カステラ クッキー，ドーナツ	

基本的に除去する必要のない食べ物 しょうゆ・みそは，加工・発こうの過程で，アレルギー症状を引き起こす力がほとんどなくなります．

大豆アレルギー

食べられない食品	代わるもの
大豆，大豆もやし 豆腐，おから 豆乳，きなこ	
大豆油	しその実油 ごま油

アレルギー性鼻炎・結膜炎

　家のほこり（ハウスダスト：主成分はダニ），スギなどの花粉，ペットの毛などが原因で，アレルギー症状を起こします．花粉が原因で起こるアレルギー性鼻炎とアレルギー性結膜炎を，とくに「花粉症」とよんでいます．

アレルギー性鼻炎

　くしゃみ，鼻水，鼻づまりが長く続きます．朝，たてつづけにくしゃみをしたり，鼻がかゆいのでしきりに鼻をこすったりします．

治療

☞①抗アレルギー薬：アレルギー反応をおさえる飲み薬を処方します．

☞②ステロイド薬：抗アレルギー薬だけで症状をおさえられないときには，ステロイドの点鼻薬を処方します．わるいときだけつかっても効果は少ないので，毎日続けてください．

アレルギー性結膜炎

　眼がかゆい，痛がゆい，涙目，目ヤニ，眼の充血などが長く続きます．目をこするので，まぶたが赤く腫れることがあります．

治療

☞①抗アレルギー薬：アレルギー反応をおさえる点眼薬を処方します．症状が軽くなっても，指示があるまではやめないでください．

☞②ステロイド薬：症状が強いときは，ステロイドの入った点眼薬を短期間の使用を前提に処方します．

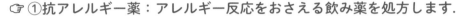

家庭で気をつけること

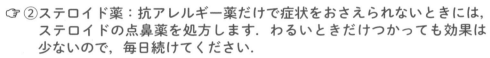

- いずれも，できるだけアレルギーを起こすものを避けることが大事です．
  - 家のほこりやペットの毛であれば，こまめに掃除する，布団を干して掃除機をかける，ペットを避けるなど．
  - スギなどの花粉であれば，外出時はマスクやメガネをする，帰宅時に玄関前で服についた花粉を振り落とす，うがいや洗顔をする，花粉が多いときには外に布団を干さないなど．
- 目がかゆいときには，冷たいタオルなどで冷やすのもよいでしょう．

　最近は，スギやダニの成分を少しずつ体の中に入れて，体を慣らして治していく薬も出ています．主治医に相談してください．

PART 6

赤ちゃんの病気

おむつかぶれ・カンジダ皮膚炎

　赤ちゃんの肌は，大人に比べて薄く，肌を守る皮脂の分泌が少ないため，とてもデリケートです．

　おむつでむれたり，おしっこやうんちの成分が刺激となり，かぶれることがあります．長時間おむつが汚れたままにならないように，こまめに確認しましょう．

家庭で気をつけること

洗　う　おしっこやうんちをきれいに落とすことが大事です．ぬるま湯だけで十分落ちるので，石けんをつかわなくてもかまいません．

ふ　く　おしりふきを嫌がるときは，ぬるま湯や水をたっぷり含ませた脱脂綿でふき取ります．きれいにふくことは大事ですが，赤くなった肌は，こするとますます赤くなります．絶対にこすらないようにしましょう．

乾かす　洗ったあとや，ふいたあとは，やわらかいタオルを押しあてるように水分をふいて乾かします．おむつをあてるのは，肌がきちんと乾いてからにしましょう．

塗　る　肌を保護してくれるワセリンやオイルが効果的です．それでもよくならない場合は，処方された薬を塗りましょう．

　おむつかぶれは，何よりも予防が一番で，そのためには清潔と保湿が大事です．紙おむつでも布おむつでも違いはありませんので，こまめに替えてあげましょう．

📖 カンジダ皮膚炎

　おむつは，おしっこが漏れないように水分をブロックするつくりになっているため，高温多湿になりやすいです．そのため，カビの一種であるカンジダが繁殖し，ぶつぶつの原因になっていることがあります．なかなか治らない場合は，もう一度受診してください．カンジダであれば，専用の塗り薬をつかいます．

赤ちゃんのスキンケア

大人に比べて皮脂が少なくやわらかい赤ちゃんの肌はデリケートです.
赤ちゃんの肌をすこやかに保つために，適切なスキンケアを行いましょう.

しっかり洗って保湿することが大事です.

入浴のポイント

　１日１回，よく泡立てた石けんやシャンプーでよごれを取ります．お湯だけではよごれは取れません.
・泡を手に取り，肌を包むように洗います（ガーゼなどは刺激になるのでつかいません）.
・石けんやシャンプーは十分にすすぎます.
・お風呂の温度は，ぬるめの 38℃前後にします.
　洗った後は，タオルを押しあてるように水分をふき取り，保湿剤をたっぷり塗ります．テカリがあり，ティッシュ１枚がくっつくくらいの量が適量です.

日中のケア

　カサカサしやすいところには，１日何度か保湿剤を塗ってください.
　よだれや汗，食べこぼしなどは，濡れたやわらかいガーゼなどで早めにふき取って，そのあと，保湿剤を塗りましょう.

赤みやにきび，かさぶたができたとき

　しっかり洗って保湿をするだけで治ることも多いです．治らないときは受診してください.

日焼け・虫よけ対策

日焼け
・夏場は，帽子やベビーカーの日よけを活用して日焼けを防ぎましょう.
・６か月になっていたら，肌に刺激の少ない日焼け止め（紫外線吸収剤不使用のもの）を塗るのもよいでしょう.

虫刺され
・草むらのあるところには，薄手の長そで・長ズボンで出かけましょう.
・肌だけでなく，帽子，着衣にも虫よけ剤をつかいましょう.

赤ちゃんの口の中

鵞口瘡（口腔カンジダ症）

　舌やほっぺの内側に，白い苔のようなものがへばりつき，はがそうとしても取れません．これはカンジダというカビに感染したためです．痛くはありませんが，食欲が落ちることがあります．

治療

☞ 処方された薬を指示どおりにつかってください．

☞ 哺乳びんなど，赤ちゃんが口にするものにカンジダがついていることがありますので，熱湯などで消毒をしてください．

お母さんの感染

お母さんの乳首に痛みがあれば，お母さんも感染しているかもしれません．一度診察を受けてください．

上皮真珠

　歯ぐきに白い粒のようなものがあることがあります．小さな真珠のようにみえるので，このようによばれます．歯肉の皮が変形したもので，いつのまにか自然になくなります．

舌小帯短縮症

　舌をひっぱっている"ひだ"を舌小帯といいます．
　舌小帯短縮症には，「舌が前に出ないタイプ」や「舌を出すと先端がハート型になるタイプ」などがあります．
　生後2か月くらいまで様子をみて，赤ちゃんの体重が順調に増え，お母さんの乳首に痛みがなければ，心配ありません．その後の滑舌にも影響はありません．

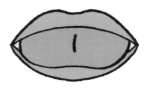

舌が前に出ないタイプ

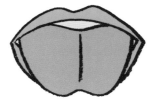

舌を出すと先端がハート型になるタイプ

赤ちゃんの目やに（鼻涙管閉塞^{びるいかんへいそく}）

目と鼻は，鼻涙管という管でつながっています．泣いたときに鼻から出ているのは，実は涙なのです．

この鼻涙管が狭かったり，つまったりしていると，涙目になったり，目やにが出やすくなります．

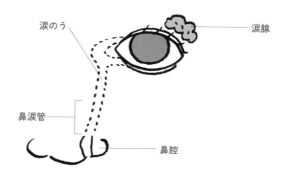

涙のう　　涙腺　　鼻涙管　　鼻腔

治療

☞ ほとんどの場合は，1歳までに鼻涙管の通りが自然によくなります．

家庭で気をつけること

涙をふく

涙目だけで目やにがないときは，何もする必要はありません．こぼれた涙をふき取ってあげるだけでいいでしょう．

マッサージ

目がしらと鼻のつけ根のあいだを，親指や人差し指で1日数回やさしくマッサージしてみましょう．

点眼薬

黄色い目やにが多いときや，目がしらが赤く腫れてきたときは，処方された薬を点眼しましょう．

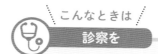

こんなときは

診察を

1歳を過ぎても治らない場合には，眼科に相談しましょう．

赤ちゃんの鼻づまり

　生後1〜2か月ころ，熱も咳もないのに，鼻がつまり寝苦しそうにすることがあります．
　赤ちゃんの鼻は粘膜が敏感なので，ちょっとした気温の変化などの刺激で鼻水が出ます．
　また，鼻の中は狭いため，つまりやすいです．それに加えて，暖房で部屋が乾燥すると，鼻水がねばっこくなったり，鼻クソになってつまったりしてしまいます．
　赤ちゃんは口で呼吸することが上手でないので，鼻がつまると母乳やミルクが飲みにくくなり，機嫌がわるくなります．

家庭で気をつけること

加　湿

　暖房をつけているときは，部屋が乾燥しないように加湿しましょう．

鼻そうじ

　市販の鼻吸い器で鼻水を吸い取ったり，綿棒で鼻そうじをしたりしてあげましょう．ただし，鼻水を吸い取るだけで鼻づまりが治るとはかぎらないので，鼻の中を傷つけないよう，ほどほどに……

お風呂で

　お風呂の湯気は鼻の粘膜を湿らせてくれるため，腫れがひいて，鼻づまりが軽くなります．

＼こんなときは／
もう一度診察を

　鼻水がいっぱい出るようになった，母乳やミルクを飲む量がふだんの半分以下に減った，ひどく咳が出てきた，ゼイゼイしているなどのときは，もう一度診察を受けてください．

赤ちゃんの便秘

便が1週間に3回より少ない，かたくて出にくい，お腹がはる，うなる（いきむ）回数が増えるなどの症状が続けば，便秘と考えます．

うんちは毎日出なくてもいい

生後1か月を過ぎると，便の回数が減ってきます．便が毎日出ないと心配になりますが，まとめてたくさんやわらかい便が出て，体重も順調に増えているなら，便秘とは考えなくていいのです．

家庭で気をつけること

綿棒刺激

生後6か月くらいまでは，"綿棒浣腸による刺激"でよいです．

①綿棒の先に潤滑油（ワセリン，オリーブ油など）をつけ，反対の手で両脚を持ち上げ，綿棒を綿の部分が隠れるまでゆっくりと入れます．

②肛門の中で，大きく「の」の字を描くように動かします．肛門を広げるように数回描くと，排便があることが多いです．

また，持ち上げている両脚をお腹のほうにやや強めに押しつけると，和式トイレに座っているようなポーズとなってお腹に圧がかかり，排便しやすくなります．

哺乳不足に注意

おっぱいのはりが弱い，赤ちゃんがなかなか乳首を離さない，授乳後わずかな時間で母乳を欲しがって泣くなどは，少し気になるサインです．1～2週間ごとに体重の増加をみていきましょう．

こんなときは

診察を

綿棒による刺激でも効果がない場合は，主治医に相談してください．

赤ちゃんの眠りと夜泣き

赤ちゃんの自然な眠り

　生まれたばかりの赤ちゃんは，1日に18時間くらい眠りますが，夜まとめて眠るのではなく，小刻みに目を覚ましています．脳や体を発達させるために，昼も夜もたびたび母乳やミルクを飲んで，エネルギーをもらう必要があるからです．

　そのうち昼と夜の区別がつくようになり，生後3か月ころには，一度に長く眠るようになる赤ちゃんもいます．どれくらい眠るか，どれくらいでお腹がすくかは，赤ちゃんそれぞれです．1歳くらいまでは，眠りのリズムに個人差があることがわかっています．

夜泣き

　生後3か月ころから夜泣きがみられ，数時間泣き続けることもありますが，これという原因がわからない場合もよくあります．

家庭で気をつけること

夜泣きの対処法

　お腹がすいた，暑い，寒い，おむつがよごれているなどの理由があるかもしれません．まずは赤ちゃんの様子をよくみてみましょう．これらの原因がなければ，抱っこしたり，授乳したりして，寝かしつけようとするかわりに，声をかけて安心させて見守りましょう．

こんなときは

診察を

　赤ちゃんだけでなく，保護者も寝不足でつらいことがあります．ひと晩で何時間にもなる夜泣きが続くときは，かかりつけ医に相談してください．

赤ちゃんのおへそ

臍ヘルニア

　俗にいう"でべそ"のことです．おへそのまわりの筋肉がまだ弱いため，生後1か月ころから，おへそがふくらんでくることがあります．

　多くは自然に治りますが，余分な皮膚が残ることも少なくありません．最近は，綿球，テープ，圧迫材などをつかって，安全に治療する方法があります．小児科や小児外科で指導を受けながら行ってください．

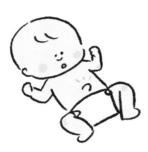

臍肉芽腫

　へその緒が取れたあとがジクジクして，まるで芽のようにかたまりになったものです．出血や悪臭を伴うこともあります．かたまりが大きい場合には処置をします．

臍炎

　へその緒が取れたあとの傷口から細菌が入って，おへそのまわりが赤く腫れ，膿（うみ）が出ることがあります．ひどくなると細菌が全身にまわることがあるので，必ず主治医の指示どおりに受診してください．

赤ちゃんのあざ

赤いあざ

　おでこや上まぶたにあるものは「サーモンパッチ」，うなじから後頭部にあるものは「ウンナ母斑」とよばれます.

　どちらも生まれたときからみられ，サーモンパッチは1～2歳で，ウンナ母斑は3歳くらいで，目立たなくなることが多いです.

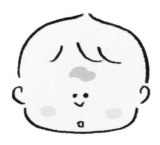

　盛り上がるタイプは「乳児血管腫」とよばれます.

　生まれたときではなく，生後1～2週間してから気づかれることが多いです. 月齢とともにいったん大きくなりますが，その後は小さくなり，数年かけて自然と消えていきます.

　消えていく過程で，皮膚が寄って，あとが残ることがあります. そのため，あざの大きさや場所によっては，治療（飲み薬やレーザー）をすることがあります. 主治医に相談してください.

茶色いあざ

　まわりの皮膚よりメラニン色素が多いところが茶色くみえるあざです. これは「扁平母斑」といって，表面は盛り上がっていません. 大きさはさまざまです.

　自然に消えることはありませんが，心配ないものがほとんどです. ただし，1.5cm 以上のあざが6個以上ある場合には，主治医に相談してください.

青いあざ

　おしりから背中にかけて，多くの赤ちゃんにみられます. これは「蒙古斑」といって，生後すぐから目立ちはじめますが，4歳くらいまでに消えることが多いです.

　ただし，うでや足，お腹などにできる「異所性蒙古斑」は，時間がたっても完全には消えないことがあります.

PART 7

健康診査・生活環境

ペリネイタルビジット　ようこそ小児科へ

妊娠中から赤ちゃんとの生活を考えてみませんか？

　生まれる前から産後まもない時期に小児科を訪れて，赤ちゃんやご家庭について気軽に話しあうことを「ペリネイタル（周産期）ビジット（受診）」といいます．

　早めに赤ちゃんの「かかりつけ医」をきめておくことで，安心して育児をスタートできるといいですね．

生まれる前に……

話しあってみましょう
- お母さんの体調はいかがですか？
- お家の環境（赤ちゃんの居場所，家族のタバコなど）はいかがですか？
- 赤ちゃんをどのような栄養（母乳やミルク）で育てたいと思っていますか？
- 育児を手助けしてくれる人はいますか？
- きょうだいがいる場合，赤ちゃんが生まれることについてどのようなお話をしていますか？

準備しましょう
- 身のまわりのお世話（抱っこの姿勢，お風呂，おむつ替え）の準備はいかがですか？
- 育児グッズの準備（着るもの，寝具，おむつ，チャイルドシートなど）はいかがですか？
- 生まれた赤ちゃんを迎えに行く前に，チャイルドシートを車に取り付けておきましょう．
- 職場復帰が早いときは，地域の保育所事情を調べておくと安心ですね．

聞いておきましょう
- ワクチンについて
- スキンケアについて
- よくみられる赤ちゃんの症状へのアドバイス
- こんなときは受診を

生まれてから……

赤ちゃんが生まれてから心配なことがあれば，かかりつけ医に相談してください

　赤ちゃんが生まれて産院から戻ってくると，ちょっとしたことにも不安になるものです．あなたの「かかりつけ医」はどんな些細なことでも相談にのります．気軽に相談にいらしてください．

母乳は赤ちゃんにとって最適な栄養です

　母乳には，赤ちゃんにとって最適な栄養と病気への抵抗力が含まれています.

　生後6か月まではなるべく母乳のみで育て，2歳までは適切な食事とともに母乳育児を続けることがすすめられています. 混合栄養でも，長く母乳育児を続ければ続けるほど，多くのメリットが得られます.

赤ちゃんへのメリット

・かぜや中耳炎などの感染症を予防する.
・肥満，糖尿病，白血病などの病気を予防する.
・乳幼児突然死症候群やアレルギーを予防する　など.

お母さんへのメリット

・産後の出血を減らす.
・高血圧，糖尿病，女性特有のがん（乳がんなど）を予防する　など.

母乳育児がうまくいくコツ

授乳するタイミング

　生まれた直後（1時間以内）から授乳を始めましょう. 時間や回数をきめずに，赤ちゃんが欲しがるたびに（1日8回以上が目安）授乳をしましょう.

　おっぱいを吸うように口を動かす，手を口に持っていくなど，早めのサインで授乳すると，赤ちゃんは落ち着いて飲むことができます（泣くのはお腹がすききったサインです）.

赤ちゃんの適切な抱き方と吸わせ方

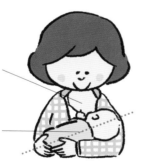

赤ちゃんとお母さんの体をぴったり密着させる

赤ちゃんの耳・肩・腰が「一直線」になるように

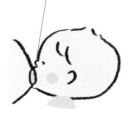

赤ちゃんの鼻と乳頭を向き合わせる. 大きく口をあけた瞬間に赤ちゃんを引き寄せて，乳頭・乳輪をしっかり含ませる.

赤ちゃんが乳房を深く吸うと，母乳をたくさん飲めるだけでなく，お母さんの授乳中の痛みや乳腺炎などを予防できます.

母乳が足りているサイン

・赤ちゃんの肌につやがあり，うんちやおしっこが順調に出ていて，元気
・体重の増え方も参考に（生後3か月までは1日25g以上，3〜6か月は15g以上が目安）

📖 **授乳中の食生活と薬**

　お母さんと赤ちゃんの健康のためにバランスよく食事をしましょう. 甘いものや油っこいものを食べても，乳腺炎になったり，母乳の質が変わったりすることはありません.

　多くの薬は母乳中に移りますが，赤ちゃんに影響する可能性は低いため，必ずしも母乳をやめる必要はありません. お母さんと赤ちゃんの主治医と相談してきめましょう.

1か月児の保護者の方へ

赤ちゃんが泣き止まないときは

　赤ちゃんは,「お腹がすいた」だけでなく,「抱っこしてほしい」「おむつを替えて」「暑いよ」などの合図を,泣いて知らせます.思いつく対応をして確かめてみましょう

　それでも泣き止まないときは,おくるみで包む,ビニール袋をクシャクシャさせる,抱っこしてお散歩に出かける,ドライブに行くなどすると,泣き止むことがあります

　いろいろためしても泣き止まないときは,パパとママが少しリラックスするために,赤ちゃんを安全な場所に寝かせて,その場を離れてみましょう.そして,しばらく経ってから赤ちゃんの様子を確認しに戻りましょう.泣き止んでいることも多いですよ.

　他にも心配なことがあれば,かかりつけ医に相談してください.

よく吐きます（いつ乳）

　赤ちゃんの胃の入り口の門はゆるいので,吐くことがよくあります.母乳やミルクをよく飲んで,おしっこやうんちがしっかり出ていれば心配ありません.

うんちがなかなか出ないとき

　何日かに1度の排便でも,うんちがやわらかくて,苦しがる様子がなければ心配ありません.

　顔を赤くしていきんでもうんちが出ないとき,お腹が張って飲みがわるいときは,受診してください.

股関節の育ちのために大事な姿勢

　赤ちゃんを抱っこするときには,赤ちゃんのひざと股関節（脚のつけ根）が,十分に曲がったM字型で外側に開いて,よく動かせる姿勢になるよう気をつけましょう.

　スリングやベビーキャリーをつかうときも,この姿勢がとれるように気をつけてください.

　p69の「発育性股関節形成不全」も参照してください.

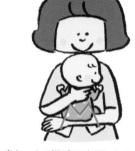

赤ちゃんの脚がM字型になるように

お母さんの体調はどうですか？

　この時期は,育児の疲れが出やすい時期です.

　食事はおいしく食べられていますか？　睡眠はとれていますか？

　心や体の調子がよくないと感じたら,かかりつけ医や保健師に気軽に相談してくださいね.

2か月からのワクチンデビューのご案内

　生後2か月のお誕生日からワクチン接種（ヒブ,肺炎球菌,B型肝炎,ロタウイルス）がはじまります.

　短期間にたくさんのワクチンを接種しますので,かかりつけ医と相談してスケジュールを立てましょう.

3〜4か月児の保護者の方へ

まさかの事故を防ごう

　ちょっと目を離したすきに，赤ちゃんがベッドやテーブルから転落することが多い時期です．
「寝返りしないから大丈夫」と油断すると，ある日，突然寝返りするようになります．必ずベッドの柵は上げておきましょう．

生活のリズムを規則正しく

　昼は起きていることが多くなり，夜に一度に眠る時間が長くなります．睡眠時間を規則正しくしていくと，離乳食の開始がスムーズになります．

気になるけど，さほど心配しなくてよいこと

　指をしゃぶる，髪や耳たぶをいじる，頭をぐるぐる回す……　これらは病気でなく，ただの"くせ"です．様子をみるだけでよいです．

適度な外気浴を

　直射日光をさけて，外をお散歩することは，赤ちゃんの骨の成長に役立ちます．適切な外気浴の時間はお住いの地域によって異なりますので，かかりつけ医に相談してください．

ワクチンのご案内

- **生後2か月から……**

　ヒブ，肺炎球菌，B型肝炎，ロタウイルス

- **生後3か月から……**

　4種混合（百日咳・ジフテリア・破傷風・ポリオ）

- 標準の接種期間が生後5か月からのBCGも忘れずに受けてください．

　短期間にたくさんのワクチンを接種しますので，かかりつけ医と相談してスケジュールを立てましょう．

蛇足ひとこと

　赤ちゃんをあやす，話しかける，声を出したら答えてあげる，きょうだいと遊ばせる，月齢に応じた安全なおもちゃを与える，などを自然にされていると思います．しかし，こういったことに興味を示さない，夜通し眠らないなど，心配なことがあれば，かかりつけ医に相談してください．

　職場復帰で早期に保育を依頼されるときの不安や，離乳食でアレルギーを起こさないかなどの心配ごとも，遠慮なく相談してください．

離乳食（補完食）

　赤ちゃんが食事をする目的は，母乳やミルクだけでは不足する栄養を補うことです．海外では，補完食（complementary feeding）という表現が一般的になっています．

　栄養をとるだけでなく，食べる技術や手先の器用さ，まわりの人とのコミュニケーションを学びます．

はじめるタイミングは？

　赤ちゃんは，大きくなるにつれて必要な栄養が増えるため，生後6か月ころからは食事からも栄養をとる必要があります．ちょうどこのころ，支えると座れる，手に持ったものを何でもなめる，食べものに興味が出てくるなど，食べるための準備が整います．

　赤ちゃんの発達には個人差がありますので，"○か月になったら"という目安よりも，赤ちゃんの様子をよくみて，上記のような準備が整ったらはじめましょう．

何を食べる？

・スプーンを傾けても滑り落ちないくらいのペースト食からはじめます．
・家族の食事から取り分けて，赤ちゃん用につぶしてあげるとよいです．そのために，家族みんなで薄味を心がけましょう．
・さまざまな種類や食感の食べものをバランスよく食べさせましょう．
・鉄分が豊富な赤身の肉や魚を取り入れましょう．　→　p90「乳児の貧血」を参照
・赤ちゃんの食べる能力の発達にあわせて，食べものの大きさやかたさを変え，量や回数を増やしていきましょう．

"食べさせる"より"自分で食べる"

　赤ちゃんが食べものに興味を示したら，"手づかみ食べ"の練習をはじめましょう．手づかみ食べは，赤ちゃんが自分で考えながら食べる機能を上達させるほか，手の器用さを学ぶ機会になります．

気をつけること

　調理するときの衛生面には，いっそう気をつけましょう．

　どんな食べものでも，のどにつまらせてしまう危険性があります．赤ちゃんが自分で食べているときも，そばで見守りましょう．

口腔内ケア　むし歯予防

食べたものに含まれる糖分が，口の中に長くとどまると，むし歯菌の栄養となって，歯垢（プラーク）ができます.

歯垢のなかで菌がつくる酸によって，歯の表面が溶けてしまったものがむし歯です. 齲歯（うし）ともいいます.

家庭で気をつけること

妊娠期

- お母さんの口にむし歯菌が多いと，赤ちゃんにも菌がうつってしまいます. 妊娠中に歯科で治療しておきましょう.

乳児期

- むし歯菌をうつさないように，赤ちゃんに口移ししないようにしましょう.
- 歯が生えるまでは1日2回，湿らせたやわらかい布で歯茎をなでるようにきれいにしてあげましょう.
- 歯が生えたら，歯ブラシをつかってみがきましょう. 嫌がるときは無理やりにせず，いっしょに遊ぶような感じでできるとよいですね.
- ミルクを入れた哺乳ビンをくわえたまま寝るとむし歯になりやすいので，やめましょう.

幼児期以降

- 歯ブラシ（毛が歯2本分の幅のもの）をつかって，1日2回，1回2〜3分みがきましょう.
- フッ素入りのハミガキ粉をつかいましょう.
- 1日1回，デンタルフロス（糸ようじ）をつかって歯の間を掃除しましょう.
- 6〜8歳までは保護者が仕上げみがきをしてあげましょう.
- 砂糖が入ったアメやガムなどのおやつは控え，食べたら歯をみがきましょう.

歯科での定期受診

フッ素塗布や予防的な処置をしてもらうために，定期的に歯科を受診するとよいでしょう.

6〜7か月児の保護者の方へ

目が離せない時期　……事故予防に最大の関心を（PART9「事故の予防」を参照）

　これからの3か月間，ハイハイができ，つかまり立ちができ，動き回れるようになり，手でものをつかんで食べられるようになります．

・玄関，階段，縁側，ベビーカーから転落する．
・タバコ，防虫剤，薬，化粧品，洗剤，灯油などを誤って飲みこむ．
・つかまり立ちをして，テーブルの上にある熱いお湯などをひっくり返してやけどする．
・ストーブ，アイロン，やかん，炊飯器などにさわってやけどする．

　こんな事故が8〜9か月ころに急に増えます．家庭内の事故を防げるのは保護者のみなさんだけです．いまいちど，子どもの目線になって部屋を見渡してください．

・家庭内にある危険なものは1m以上の高いところに置く，あるいは引き出しや戸棚にしまいましょう．のどにつまりそうな硬貨やボタン類もしまっておきましょう．
・容器には必ずフタをし，食器には，食べもの以外を入れないようにしましょう．
・タバコや灰皿は，子どもの手の届かないところに置き，できれば禁煙しましょう．
・子どもを車に乗せるときには，必ずチャイルドシートをつけましょう．
・階段には転落防止用の柵を設けましょう．
・浴槽から水やお湯をぬいておきましょう．子どもは浅い水でも溺れてしまいます．

　万一にそなえて，かかりつけ医や中毒110番の電話番号を，見やすいところに貼っておきましょう．

📖　**中毒110番**

・大阪中毒110番　　072-727-2499（365日，24時間対応）
・つくば中毒110番　029-852-9999（365日，9時から21時まで対応）
・タバコ専用回線　　072-726-9922（音声による情報提供）

夜泣きの対応

　赤ちゃんが眠る前に，抱きかかえて授乳したり，揺すったりするくせをつけると，いったん目が覚めたときに同じような手順で眠らせなければならなくなります．
　やり方しだいで，赤ちゃんは保護者がいなくても寝つくようになります．

・いつもきまった時刻に寝かせるようにしましょう．
・泣き出したときには，
　・おむつがぬれていれば交換しましょう．
　・痛みがあったり，苦しそうにしたりしていないか，確認しましょう．
　・授乳したり抱っこしたりして寝かしつけようとするかわりに，声をかけて安心させ，見守りましょう．

9〜10か月児の保護者の方へ

外との出会いへの出発 ……保護者は見守って

ハイハイをして，つたい歩きして，他人や動物やものに出会い，探検したくなる時期です．安全対策をたてたうえで思い切り冒険させましょう．過保護にならないことが大事です．

赤ちゃんが声を出したら，声を真似て答えてあげるといいですね．いないいないばあ，アーン，バイバイなど，人との交流，まねを促すことは，言葉の発達につながります．

📖 しつけ

"しつけ"とは，正しい行動を教えることで，ダメな行動を罰することではありません．

よい行動をほめることで，してほしい行動を誘導しましょう．たとえば，「立ったらダメ！」ではなく，「座ってね」と伝えます．そして，保護者が見本を見せます．

安全にかかわるとき，危険なことをしようとしたときだけ，口で「ダメ」と言って危険から遠ざけ，してはいけないことを教えましょう．

不安のない食習慣へ

このころには，少しずつ自分で食べる能力がつきはじめます．両側に持ち手のついたプラスチックのコップで飲ませる，パンやビスケットなどを自分でもって食べさせる，などを試みてよいころです．家族と同じ食卓でいっしょに食べる時間をつくっていきましょう．

つたい歩きができるようになると食欲が低下して，1歳の誕生日までは，ほんの少ししか食べないことや，気まぐれにしか食べないこともあります．この時期は，多くの種類を食べなくても，少しの種類の栄養価の高いものから，十分な栄養をとれるといわれています．無理に食べさせたり，機嫌をとって食べさせたりしなくてもよいです．体重が急に減らなければ，心配ありません．

ワクチンのご案内💉

ワクチンはすすんでいますか？

まだすませていないワクチンがあれば，かかりつけ医と相談してスケジュールを立てましょう．とくにB型肝炎の3回目は，1歳になるまでに忘れずに接種しましょう．

1歳になったら，次のようなワクチンがありますので忘れずに．

- **1歳になったらできるだけ早く……**

  麻しん風しん混合（MR），みずぼうそう，おたふくかぜ

- **1歳を過ぎると追加接種（4回目）があります……**

  ヒブ，肺炎球菌，4種混合

1歳児の保護者の方へ

ことば・こころ・能力を育てよう

　言葉の発達を促すために，身のまわりのものや，体の部分を指でさしながら，その名前を話してあげましょう．

　食事のとき，おむつ替えのとき，入浴や着替えのとき，外出したとき，つねに子どもに話しかけましょう．また，本を読んで聞かせる，歌を歌ってあげるなどし，子どもが見たこと，行動したことについても話してあげましょう．

　子どもの質問には耳を傾け，忙しいときでも嫌な顔をせず，意味のわからないことを聞いても，うれしい顔で答えてあげるといいですね．子どもが正しい行動をしたときには，ほめましょう．新しい能力を身につけたときには，感心していることを表現しましょう．

　禁止することは少なくして，そのかわり厳しく守らせましょう．たとえば子どもがさわってはいけないものをさわったときには，言葉によって禁止の意志を伝えたあと，必要であれば子どもをつかまえ，そのものを取り上げます．危険から遠ざけるために，子どもの体をかかえてその場から連れ出しましょう．

　おもちゃを与えるときには，どのように遊ぶかをやってみせる必要があります．まねをするような行動（例：掃除，ままごと）はどんどんさせましょう．追いかけっこ，おどり，水遊び，ボール投げ，ボールけりなど，保護者の目の届くところで，いろいろな運動をさせましょう．

　ひとりっ子の場合や，きょうだいの歳が離れている場合は，近所の同じ年ごろの子どもと遊ばせましょう．近所にいないようなら，子育て支援グループが近くにないか，保健師，会社の仲間に聞いてみてはどうでしょう．

不安のない食習慣へ

　牛乳ばかり飲む，おかずを食べないでごはんばかり食べる，好き嫌いがひどい，体重の増え方が少ないなど，いろいろと不安になる時期です．これは，赤ちゃん特有のポッチャリ体型から，幼児期のほっそり体型に変わっていくときの一時的なものです．また，この時期は活発に動き回るようになるので，体重はあまり増えないことが多いのです．

　なかなか食べなくても，無理に食べさせたり，機嫌をとって食べさせたりしないで，「また食べる時期がくる」とのんびり考えて，食事を片づけてしまいましょう．もちろんジュースや甘いものを食べすぎて，満腹になっているのであれば，控えましょう．

ワクチンのご案内

- **1歳になったらできるだけ早く……**

　麻しん風しん混合（MR），みずぼうそう，おたふくかぜ

- **1歳を過ぎると追加接種（4回目）があります……**

　ヒブ，肺炎球菌，4種混合

1歳半児の保護者の方へ

乳歯でもむし歯にならないように

　1歳半でむし歯ができているお子さんは，100人に2，3人います．前歯のむし歯は2歳までが勝負，このあいだに予防できれば，その後もむし歯になりにくいといわれています．

　寝る前に果汁や乳酸飲料などの甘い飲み物を哺乳ビンで飲むと，むし歯になりやすいです．もうコップで飲めますので，哺乳ビンは卒業しましょう．

　口の中のそうじは保護者の役目です．食後には口をすすぎ，1日2回は歯ブラシを使ってみがきましょう．　→　p121「口腔内ケア　むし歯予防」を参照

　むし歯を治療するときの痛み，費用や時間を考えると，予防するのがおトクです．

ことばのおくれが気になるときは

　単語を何個か言えれば，たくさん話せなくても，心配ないことが多いです．

　次のようなときは相談してください

・耳の聞こえがわるい感じがする．

・まわりの人に興味がない．

・かんしゃくがひどい，気むずかしいなど

　テレビやスマホを長時間見せていると，ことばの発達がおくれることがあります．2歳までは控えましょう．　→　p129「子どもとスマートフォン」を参照

豊かな感性を育てましょう

　できればきまった時刻に眠るようにし，そのときに絵本を読んで聞かせましょう．言語表現を豊かにし，話しことばへの興味や聞く能力を高めます．

　この時期には食べものを全部自分で食べられるようになりますが，好き嫌いも出てきます．子どもの自我がだんだん強くなる時期なので，無理に食べさせないことが大事です．

トイレのしつけをはじめられるかも

　しっかりと歩けるようになると，"おまる"に座れるようになります．

　昼寝のときにおねしょをしない，食事のあとでいきむことがある，おむつがぬれると「シーシー」と知らせる，などがみられるようになれば「子ども用おまる」を用意したり，大人の便座に足台をつかったり，おむつをやめてトレーニングパンツにかえることもできます．

　まずは"おまる"に座るだけで「えらいね」とほめると効果的です．"おまる"に座らせるのは数分間にして，出なくても長く座らせないことです．お子さんのペースにあわせて，急がずのんびり進めましょう．

ワクチンのご案内

● 1歳半ころに……

　4種混合（4回目）とみずぼうそう（2回目）

3歳児の保護者の方へ

自立性を育てましょう

　自分でできることは自分でやらせ，手を貸さないようにします．自分でできたらほめてあげ，自分でやることをしっかりと習慣づけるようにします．たとえば，「手を洗う」「服を着たり脱いだりする」「（言われれば）あと片づけする」などです．

　手を貸しすぎると，このころの子どもに必要な自発性や向上心をなくしてしまいます．

同じ年齢の遊び友だちが必要です

　このころから，ひとりでいるより，同じ年ごろのお友だちといるほうが楽しくなってきます．共感しあったり，反発しあったりして，大切な体験ができます．

　このころに身につけてほしい社会性は，「自分のものと他人のものが区別できる」「ごっこ遊びをする」「大人との会話ができる」などです．

家族みんなが子育てに参加しましょう

　家族の一人ひとりが，できることを分担してかかわりましょう．家族内で情報交換をしながら，統一した育児方針をもつことも必要です．

食事やおやつは時間をきめましょう

　食生活のリズムをきちんと身につけ，家族みんなでいっしょに楽しく食事をすることが大事です．

　また，偏食があるお子さんには，好きなものとあわせたり，味つけを変えたり，調理の工夫が必要です．しかることや，無理に食べさせることは逆効果になります．

目の見え方は気になりませんか

　ものを見る力が育ってくる時期です．両目，片目でものを見せてみて，きちんと見えているか確認しましょう．

　テレビを近くで見たり，顔を傾けてものを見たりしていませんか？　気になることがあれば，必ず相談してください．

ワクチンのご案内

　日本脳炎のワクチンは，生後6か月から接種できますが，標準的な接種期間は3歳で2回，4歳で1回です．

　日本脳炎にかかる人はとても少なくなりましたが，かかってしまうと治すのがむずかしい病気です．接種しておきましょう．

5歳児の保護者の方へ

日常的なことは自分でできるようになります

　このころになると，自分のやり方があらわれ，いままでやっていたことがすばやくできたり，反対に省略してきちんとしなかったりします．

　きちんとしなかった場合は，ちょっと声をかけてきちんとできるようにしむけ，うまくできたらちゃんと認めてあげることが必要です．

いろいろな生活習慣も，その意味を教えましょう

食 生 活　健康のために，人はいろいろなものをきちんと食べなければならないことをわかりやすく教えましょう．

早寝早起き　規則正しい生活のリズムが必要で，それがおろそかになると健康を害することを教えてあげましょう．

清潔にする　手を洗ったり，うがいをしたりすることは，病気にならないために，とても大事であることを教えてあげましょう．

自分のものを大事にする　自分のものをなくさないように，きちんと整理できるように教えましょう．

歯 み が き　歯を守るためには，毎食後の歯みがきが大事であることを教え，自分でさせたうえで，1日2回は保護者が仕上げみがきをしてあげましょう．

危険な場所は，いっしょに行って教えてあげましょう

　この年齢では，急な飛び出しなどによる交通事故や水の事故に注意が必要です．自転車に乗れるようになるなど，行動範囲が広がるぶん危険も増えます．子どもの行動範囲を把握し，いっしょに外へ出たときに危険な場所を教えましょう．実際にあった事故の話をしたり，本などで事故のこわさを見せたりして，避け方を教えてあげましょう．

　犯罪から身を守る方法も教えましょう．知らない人から声をかけられたなど，こわい目にあったときにどうするか，交番やお店などの安全な場所についても話しておくといいですね．

やさしいお子さんになってほしいですね

　家庭では，子どもの人格を尊重し，愛情をもって接し（過保護，過干渉をしない），自主性を大事にしましょう．

　外では，友だちとの遊びや子ども同士のけんかから，いろいろなことを学ぶでしょう．こうして，やさしい心や豊かな感情が生まれてくるのです．

ワクチンのご案内

　小学校入学が待ち遠しいですね．

　入学前の健診であわてないよう，ワクチンがすべてすんでいるか，いまのうちにチェックしましょう．まだ終わっていないときは，かかりつけ医と相談して接種しましょう．

●**小学校に入る前の1年間に……**

　麻しん風しん混合（MR）（2回目），おたふくかぜ（2回目）

子どもとメディア

　子どものまわりには，テレビや携帯ゲーム機，スマートフォンなど，さまざまなメディアがあふれています．

　保護者は，子どもへのメディアの影響が大きいことを知る必要があります．

できること
・メディアを上手に利用するルールをあらかじめきめておきましょう．

しないでほしいこと
・2歳ころまでは，できるだけテレビや動画の視聴を控えましょう．人とかかわる体験を積み重ねる大事な時期です．とくに，授乳中・食事中の視聴はやめましょう．
・子どもの機嫌をとるためにメディアを使用することは避けるべきです．将来，自分自身で感情をコントロールすることが難しくなるかもしれません．
・子どもだけで視聴することは望ましくないため，子ども部屋や寝室にメディアを置かないようにしましょう．
・長時間のメディア利用をやめましょう．子どもに肥満や睡眠不足をもたらし，言語発達や社会適応性の遅れにつながります．将来の親子関係に影響することも知られています．

メディアリテラシーを育てよう
・メリットだけではなく，デメリットを理解したうえでメディアを適切に活用しましょう．
・メディアから発信される情報をそのまま鵜呑みにせず，それが事実なのか自ら考える能力を子どものなかに育てていくことが何よりも重要です．

子どもとスマートフォン

スマートフォンの長時間使用が引き起こす問題

現代社会において，スマートフォン（以下，スマホ）は身近なものです．

しかし，子どもがスマホを長時間使用することは，家族との会話や友だちとの交流，外遊びの時間を奪い，以下のような問題につながります．

・生活リズムの乱れ，昼夜逆転
・実体験不足による言語力やコミュニケーション能力の低下
・運動不足による筋力の低下
・視力の低下
・学力の低下
・インターネット（以下，ネット）依存

ネット依存

ネット依存は，ゲームや SNS，動画への依存などをさしますが，身近にいてもその状況をつかみづらいのが特徴です．

ネット依存になると，不登校，学力の低下，引きこもり，家庭内暴力につながり，日常生活に支障を生じます．保護者は，スマホを通じたネット社会とのふれあいが，子どもに危険をもたらす可能性もつねに忘れてはいけません．

以下のような対応が，ネット依存を防ぐ意味で有効とされています．
・スマホの持ち主は保護者であることを伝えておく．
・あらかじめルールをきめておく（スマホをつかう時間，自分の部屋や寝室への持ちこみ禁止など）．
・きめられたルールを守れない場合には，いったん取り上げる．
・スマホ以外の楽しみを見つけておく．

子どもがスマホを使用する時間は，1 日 60 分以内が目安です．

子育てと体罰

　子育てのなかで子どもを叩くなどの体罰をすることは，2020年4月から「児童虐待の防止等に関する法律」と「児童福祉法」で禁止されました．世界中の50か国以上で，子どもへの体罰が禁止されています．

　2018年の調査で，日本では保護者の7割近くが子育てのなかで体罰をしていると報告されています．海外で体罰禁止の法律ができたときも，日本と同じような状況でしたが，法律ができたことで国民の意識が変わりました．日本もこれから変わらなければなりません．

　幼少期に体罰による子育てを受けた子どもには，そうでない子どもと比べて，次のような悪影響があります．

・精神疾患や依存症のリスクが上がります．
・成長とともに攻撃的な行動特性を示すようになります．
・脳の意思決定領域の容量が15〜20%小さくなります．
・体罰による子育ては，むしろ子どもの問題行動を増加させます．体罰では何が間違っていたのか，どう行動すべきかが伝わらないからです．

体罰のない子育て
・まずは子育てで「体罰はつかわない」ことをきめましょう！
・子どもを“しつける”のではなく，子どもが育ちのなかで身につけていくことを“支える”意識をもちましょう！
・イライラしてしまうときには，少しその場をはなれてクールダウンを！

　子育ての悩みは，かかえこまずに，かかりつけ医や保健師，子育てひろばなどの支援員に相談しましょう．

　p93「落ち着きがない（神経発達症）」も参照してください．

病気の予防

- やっぱり受けようワクチン
- ワクチンを受けたあとの注意
- ワクチン証明書（英文）表紙
- ワクチン証明書（英文）

やっぱり受けようワクチン

　ワクチンとは，病気の原因（病原体）やその毒を弱めたり，なくしたりしたものです．あらかじめ接種しておくことで体の中にその記憶を残しておき，いざ本当の病原体が入ってきたときに素早く体が反応して，病気にかからずにすんだり，軽くすませたりできます．

❓ワクチンを接種するのは，個人の自由ではないですか？

　自分のまわりの大切な人のためにも接種しましょう．
ワクチンを接種することで，受けた人はその病気から守られます．多くの人がワクチンを受けることで，社会全体からその病気が減ります．その結果，病気などで接種できない人たちも守られることになります．

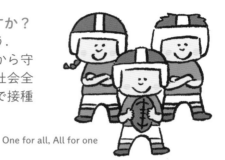

One for all, All for one

❓おたふくかぜなどは軽い病気だから，自然にかかったほうがいいのではないですか？

　自然にかかるより，ワクチンで予防するほうが安全です．
たとえば，おたふくかぜは軽い病気と思われがちですが，回復困難な難聴などの後遺症を残すことがあります．もちろん，自然にかかれば抵抗力はつきますが，重い後遺症を残すこともあり，まわりの人にうつす危険性もあります．

❓定期接種と任意接種がありますが……

　どちらも接種することをおすすめします．
定期接種とは，「予防接種法」にもとづいたワクチンで，対象年齢であれば原則無料です．一方，任意接種は原則自己負担ですが，一部の自治体では費用を負担してくれます．どちらも，治療法がない病気や，重い後遺症を残す病気を予防するもので，重要なことに変わりはありません．一時的なお金の負担はありますが，お子さんのこれからの長い人生を考えて，接種をおすすめします．

❓一度にたくさんのワクチンを接種する（同時接種）のは，安全ですか？

　はい，安全です．
長年，調査されていて，同時接種で副反応が増えることや，体の負担になることはなく，同時接種したワクチンそれぞれの効果が落ちることもないとわかっています．

❓副反応（副作用）が心配です……

　ワクチンによる副反応の多くは，接種したところが赤く腫れたり，熱が出たりすることです．ほとんどは一時的ですので，心配ありません．ワクチンの種類によっては，発疹などその病気の症状が軽く出ることもあります．ワクチン成分に対する強いアレルギー反応などの重い副反応が起こることは非常にまれです．
　一方，起こるかもしれない副反応よりも，治療法のない病気にかかって，後遺症を残す可能性のほうがはるかに高いです．副反応を心配するあまり，病気自体の恐ろしさを忘れることがないようにしたいものです．

ワクチンを受けたあとの注意

いつもどおりの生活をしてください．お風呂も入ってかまいません．

多くはないですが，次のような反応がみられる場合があります

接種したところの腫れ

2，3日でおさまりますが，痛がって機嫌がわるいなどあれば，冷やしてみてください．

発　熱

肺炎球菌，ヒブ，四種混合，日本脳炎，インフルエンザの各ワクチンでは，接種当日から翌日くらいまで熱が出ることがあります．

また，MRワクチンでは接種後7〜10日後くらい，おたふくかぜワクチンでは接種後3週間後くらいに熱が出ることがあります．

熱が出たときには，一般的な発熱時の対応をしてかまいません．
・熱が上がりきったら（寒気が止まり，うっすら汗をかきはじめたら），少し薄着にさせる．
・機嫌がわるく眠れない，ぐったりしているなどのときは,解熱薬を使用してもよいです（ただし，生後6か月以降）．

なお，今回発熱があったからといって，次の接種でも発熱したり，危険な状態になったりするわけではありませんので,自己判断で次の接種を控えることがないようにお願いします．

ロタウイルスワクチン接種後の腸重積症

ぐったりしている，何度も吐く，全体に血が混じった便が出たなどのときは，すぐに受診してください．とくに初回接種後1週間は注意してください．

ワクチン証明書（英文）　表紙

VACCINATION CERTIFICATE

This is to certify that the person mentioned below has received the following vaccines.

NAME _____　　SEX _____
　　　　(first name)　　　(family name)

DATE OF BIRTH _____　　NATIONALITY _____
　　　　　　　　(month / day / year)

DATE ISSUED _____　　_____
　　　　　　　(month / day / year)　　　　　　　　(signature)

　　　　　　　　　　　　　　　　_____
　　　　　　　　　　　　　　　　　(doctor's name ; PRINT)

　　　　　　　　_____
　　　　　　　　(Institution's name and address)

ワクチン証明書(英文)

IMMUNIZATION RECORD

NAME _____ DATE OF BIRTH _____

(first name)　　　　(family name)　　　　　　　　　　　　(month / day / year)

Please indicate vaccine type （e.g. DTaP–IPV, etc.)

Vaccine		Date	Type	Vaccine		Date	Type
Hepatitis B	1			Measles, Rubella	1		
	2			(e.g. Measles, Rubella,	2		
	3			MR)	3		
Diphtheria,	1			Varicella	1		
Tetanus,	2				2		
Pertussis	3			Mumps	1		
(e.g. DTaP, DT, DTaP–IPV)	4				2		
	5			Japanese	1		
	6			Encephalitis	2		
Haemophilus	1				3		
Influenzae	2				4		
type b	3			Seasonal Influenza	1		
	4			(last two years)	2		
Polio	1			(inactivated)	3		
(e.g. OPV, IPV, DTaP–IPV)	2				4		
	3			Human	1		
	4			Papillomavirus	2		
	5			(HPV2, HPV4, HPV9)	3		
Pneumococcal	1			Other			
Conjugate	2						
(PCV7, PCV13)	3						
	4						
	5						
BCG	1						
Rotavirus	1						
(e.g. RV1, RV5)	2						
	3						

PART 9

事故の予防

赤ちゃんの安全をチェックしてみましょう　0〜3か月用

家の中や赤ちゃんのようすを思い出しながら，あてはまる項目に○をつけてみてください．
このチェックは，1か月に1回やってみましょう．

1. チャイルドシートは， 　1歳のお誕生日を過ぎて，体重が10kgを超えるまでは， 　車の進行方向に対して後ろ向き45度の角度で装着していますか？	はい	ときどき	いいえ
2. 赤ちゃんを車に乗せるときは， 　チャイルドシートに座らせていますか？	はい	ときどき	いいえ
3. 赤ちゃんを運ぶとき， 　クーハン（ベビーキャリー）をつかっていますか？	いいえ	ときどき	はい
4. 赤ちゃんを抱っこして， 　ミュールや厚底サンダルなど，不安定なはき物をはいていますか？	いいえ	ときどき	はい
5. ベビーカーに乗せているときは，安全ベルトをしていますか？	はい	ときどき	いいえ
6. 赤ちゃんが寝ている上に，落ちるようなものを置いていますか？	いいえ	ときどき	はい
7. 赤ちゃんをひざに抱いたまま， 　熱い飲み物を飲むことがありますか？	いいえ	ときどき	はい
8. ミルクの温度は確認していますか？	はい	ときどき	いいえ
9. 赤ちゃんをうつ伏せで寝かせていますか？	いいえ	ときどき	はい
10. 赤ちゃんが寝ている敷布団は， 　身体がもぐりこむほどやわらかいですか？	いいえ		はい
11. ベビーベッドの柵は上げていますか？	はい	ときどき	いいえ
12. 車または家の中に， 　赤ちゃんをひとりで置いておくことがありますか？	いいえ	ときどき	はい

赤ちゃんの安全ワンポイントアドバイス　0〜3か月用

　赤ちゃんはまだ動きが少ない時期ですが，事故が起こることがあります．チェックシートの左端の欄に○がついたもの以外は危険性が高いので，すぐに改善しましょう．

　このワンポイントアドバイスは，家族全員にみてもらいましょう．赤ちゃんの安全の管理は，家族の重要な役目です．

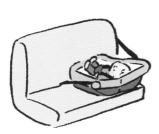

1．2．6歳未満の子どもを車に乗せるときは，チャイルドシートの使用が法律で義務づけられています．正しく取りつけられているかを確認しましょう．

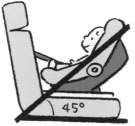

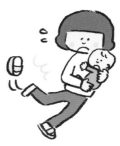

4．バランスをくずして転倒することがあります．安定したはき物を

3．クーハン（ベビーキャリー）ごとぶつけたり，落としたりすることがあります．

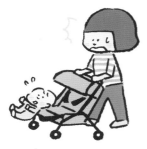

5．ずり落ちてしまうことがあります．

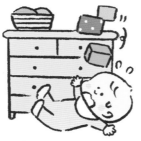

6．赤ちゃんの上に落ちてきたらたいへんです．

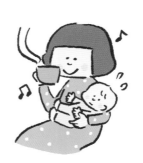

7．誤って赤ちゃんにかかったら大やけど

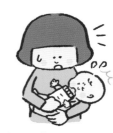

8．口の中をやけどしてしまいます．

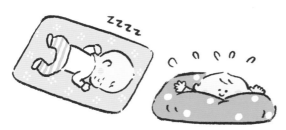

9．10．思わぬ窒息の危険が……
乳児突然死症候群のリスクも高くなります．

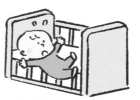

11．寝返りできなくても転落することがあります．

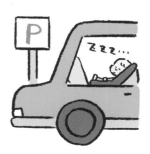

12．短い時間でも赤ちゃんをひとりにしておかないこと

赤ちゃんの安全をチェックしてみましょう　4〜7か月用

家の中や赤ちゃんのようすを思い出しながら，あてはまる項目に○をつけてみてください．
このチェックは，1か月に1回やってみましょう．

1. チャイルドシートは，
　1歳のお誕生日を過ぎて，体重が10kgを超えるまでは，　　　はい　　　ときどき　　　いいえ
　車の進行方向に対して後ろ向き45度の角度で装着していますか？

2. 赤ちゃんを車に乗せるときは，
　チャイルドシートに座らせていますか？　　　　　　　　　　　はい　　　ときどき　　　いいえ

3. ベビーカーに乗せているときは，安全ベルトをしていますか？　はい　　　ときどき　　　いいえ

4. タバコ，化粧品など，赤ちゃんの口に入るものを，
　床から高さ1m以下の場所に置いていますか？　　　　　　　いいえ　　ときどき　　　はい

5. 乳児がアーンと口を開けると，口径は32mm（500円玉より少し
　大きいくらい）になることを知っていますか？　　　　　　　はい　　　　　　　　　　いいえ

6. ベビーベッドの柵は上げていますか？　　　　　　　　　　　はい　　　ときどき　　　いいえ

7. ベビーベッドの柵とマットレスのあいだにすき間はありますか？　いいえ　　　　　　　はい

8. 赤ちゃんをソファに寝かせたまま目を離すことがありますか？　いいえ　　ときどき　　　はい

9. 赤ちゃんをひざに抱っこしたまま，
　熱い飲み物を飲むことがありますか？　　　　　　　　　　　いいえ　　ときどき　　　はい

10. ミルクの温度は確認していますか？　　　　　　　　　　　はい　　　ときどき　　　いいえ

11. 赤ちゃんの世話を，お兄ちゃん，お姉ちゃんに
　頼むことがありますか？　　　　　　　　　　　　　　　　いいえ　　ときどき　　　はい

12. 車または家の中に，
　赤ちゃんをひとりで置いておくことがありますか？　　　　いいえ　　ときどき　　　はい

赤ちゃんの安全ワンポイントアドバイス　4〜7か月用

　赤ちゃんの成長，発達がめざましい時期です．

　昨日できなかったことが今日できるようになる，それが赤ちゃんです．そのために事故が起こるのです．チェックシートの左端の欄に○がついたもの以外は危険性が高いので，すぐに改善しましょう．

　このワンポイントアドバイスは，家族全員にみてもらいましょう．赤ちゃんの安全の管理は，家族の重要な役目です．

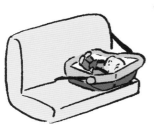

1．2．6歳未満の子どもを車に乗せるときは，チャイルドシートの使用が法律で義務づけられています．正しく取りつけられているかを確認しましょう．

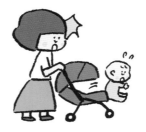

3．ずり落ちてしまうことがあります．

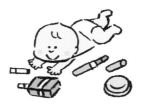

4．家庭内の危険なものは，赤ちゃんの手の届かない高さ1m以上の場所に置くこと

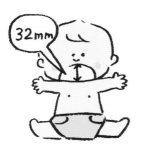

5．直径32mm以下のものなら何でも口に入るので，誤飲や窒息の危険も

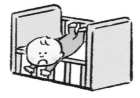

6．ベビーベッドからの転落がよく起こる時期です．離れるときは必ず柵を上げる習慣を

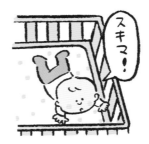

7．すき間にはまって窒息する危険が……

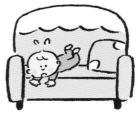

8．昨日までできなかった寝返りが今日できるようになって，転げ落ちることも

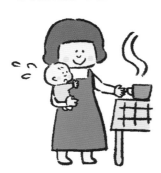

9．誤って赤ちゃんにかかったら大やけど

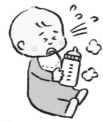

10．口の中をやけどしてしまいます．

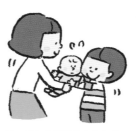

11．思わぬ事態やまさかの事故が心配です．

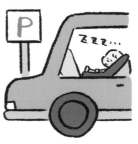

12．短い時間でも赤ちゃんをひとりにしておかないこと

赤ちゃんの安全をチェックしてみましょう　8〜11か月用

家の中や赤ちゃんのようすを思い出しながら,あてはまる項目に○をつけてみてください.
このチェックは, 1か月に1回やってみましょう.

1. チャイルドシートは, 　1歳のお誕生日を過ぎて, 体重が10kgを超えるまでは, 　車の進行方向に対して後ろ向き45度の角度で装着していますか?	はい	ときどき	いいえ
2. 赤ちゃんを車に乗せるときは, 　チャイルドシートに座らせていますか?	はい	ときどき	いいえ
3. タバコ, 化粧品など, 赤ちゃんの口に入るものを, 　床から高さ1m以下の場所に置いていますか?	いいえ	ときどき	はい
4. 乳児がアーンと口を開けると, 口径は32mm（500円玉より少し 　大きいくらい）になることを知っていますか?	はい		いいえ
5. 熱いお茶やコーヒー, カップラーメンなどを, 　テーブルの端に置くことがありますか?	いいえ	ときどき	はい
6. 炊飯器, ポット, 加湿器を床の上に置いていますか?	いいえ	ときどき	はい
7. 階段には転落予防の柵をしていますか?	はい	ときどき	いいえ
8. 歩行器をつかっていますか?	いいえ	ときどき	はい
9. ベビーカーや食卓椅子に乗せているときは, 　安全ベルトをしていますか?	はい	ときどき	いいえ
10. 浴槽に残し湯をしていますか?	いいえ	ときどき	はい
11. 洗い場から浴槽の縁の高さは50cm未満ですか?	いいえ		はい
12. 車または家の中に, 　赤ちゃんをひとりで置いておくことがありますか?	いいえ	ときどき	はい

赤ちゃんの安全ワンポイントアドバイス　8〜11か月用

　赤ちゃんの行動が活発になってきましたね．ちょっと目を離しているあいだに事故は起こります．目が離せない時期ですが，目を離しても安全な環境を整えることで事故は予防できます．チェックシートの左端の欄に○がついたもの以外は危険性が高いので，すぐに改善しましょう．

　このワンポイントアドバイスは，家族全員にみてもらいましょう．赤ちゃんの安全の管理は，家族の重要な役目です．

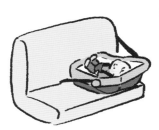

1. 2. 6歳未満の子どもを車に乗せるときは，チャイルドシートの使用が法律で義務づけられています．正しく取りつけられているかを確認しましょう．

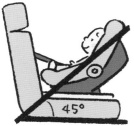

3. 家庭内の危険なものは，赤ちゃんの手の届かない，高さ1m以上の場所に置くこと

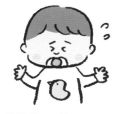

4. 直径32mm以下のものなら何でも口に入るので，誤飲や窒息の危険も

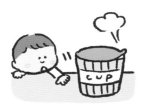

5. ひっくり返したり，こぼしたり，かぶったりしたら大やけど

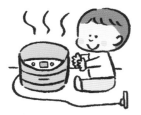

6. 炊飯器などの蒸気もやけどの原因に．赤ちゃんの手の届かないところへ．手が届く範囲にコンセントがあると引っ張ります．

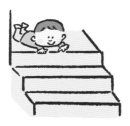

7. 高いところからの転落はとくに危険．階段には柵をつけると安心です．

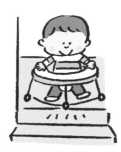

8. 歩行器ごと階段や玄関から落ちることも．階段や段差があるところには転落防止対策を

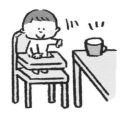

9. 立ち上がったりして，ベビーカーや食卓椅子から転落することも．ベルトを忘れずに

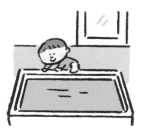

10. 浅い水でも赤ちゃんはおぼれます．浴槽のお湯はぬいておくこと

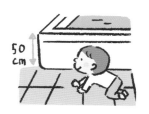

50cm

11. 浴槽の縁の高さが50cm未満だと，転落しておぼれる危険が高くなります．ふろ場に赤ちゃんをひとりにしない

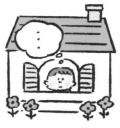

12. 短い時間でも赤ちゃんをひとりにしておかないこと

143

お子さんの安全をチェックしてみましょう　1歳〜1歳5か月用

家の中やお子さんのようすを思い出しながら，あてはまる項目に〇をつけてみてください．
このチェックは，１か月に１回やってみましょう．

1. 固定されたチャイルドシートの背もたれ部を前方につよくひっぱったとき，車のシートとのあいだは 10cm 以内ですか？	はい		いいえ
2. 子どもを車に乗せるときは，チャイルドシートに座らせていますか？	はい	ときどき	いいえ
3. ピーナッツなどの乾いた豆類，こんにゃく入りゼリーなどを，食べさせることがありますか？	いいえ	ときどき	はい
4. 歯ブラシや割りばし，フォークなどを，口にくわえたまま立ったり，歩いたりすることがありますか？	いいえ	ときどき	はい
5. 階段や段差があるところには，お子さんが落ちないような対策がしてありますか？	はい		いいえ
6. ストーブ，アイロン，ポット，鍋，炊飯器など，やけどの原因となるものが，子どもの手に触れるところにありますか？	いいえ	ときどき	はい
7. コンセントにはカバーをしていますか？	はい		いいえ
8. ドアのちょうつがいの部分に，指が入らないように工夫していますか？	はい		いいえ
9. 浴槽に残し湯をしていますか？	いいえ	ときどき	はい
10. ベランダや窓際に，踏み台となるようなものを置いていますか？	いいえ	ときどき	はい
11. 車または家の中に，赤ちゃんをひとりで置いておくことがありますか？	いいえ	ときどき	はい

お子さんの安全ワンポイントアドバイス　1歳〜1歳5か月用

　これまでは家の中の事故が中心でしたが，これからは屋外での事故も多くなります．

　いまがいちばん事故を起こしやすい時期とこころえてください．チェックシートの左端の欄に○がついたもの以外は危険性が高いので，すぐに改善しましょう．

　このワンポイントアドバイスは，家族全員にみてもらいましょう．お子さんの安全の管理は，家族の重要な役目です．

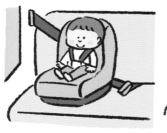

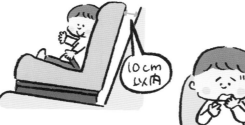

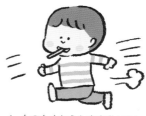

1. 2. 6歳未満の子どもを車に乗せるときは，チャイルドシートの使用が法律で義務づけられています．正しく取りつけられているかを確認しましょう．

3. のどにつまりやすい食品は，窒息の危険があります．

4. ものをくわえたまま動かない．歯みがきは座ってさせましょう．

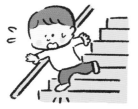

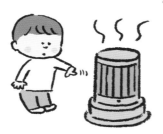

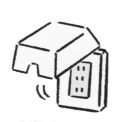

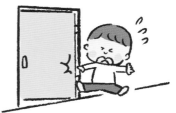

5. 高いところからの転落はとくに危険．階段や段差があるところには転落防止対策を

6. ストーブに安全柵を設置する．熱源は子どもの手の届かないところに置くなど，やけど防止対策を

7. カギなどを入れて感電することがあります．全体をカバーできるものを選びましょう

8. 指をはさんでケガをすることも．カバーやストッパーをつけて，危険なすき間をガード

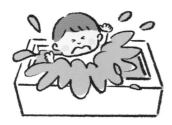

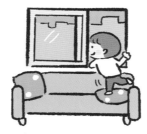

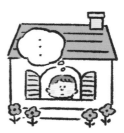

9. 浅い水でも子どもはおぼれます．わずかでも残し湯はしないこと

10. 高いところからの転落はとくに危険．踏み台となるようなものをベランダや窓際に置かないこと

11. 短い時間でも赤ちゃんをひとりにしておかないこと

お子さんの安全をチェックしてみましょう　1歳6か月〜3歳用

家の中やお子さんのようすを思い出しながら,あてはまる項目に○をつけてみてください.
このチェックは,　1か月に1回やってみましょう.

1. 固定されたチャイルドシートの背もたれ部を前方につよくひっぱったとき,車のシートとのあいだは10cm以内ですか?	はい		いいえ
2. 子どもを車に乗せるときは,チャイルドシートに座らせていますか?	はい	ときどき	いいえ
3. ピーナッツなどの乾いた豆類,こんにゃく入りゼリーなどを食べさせることがありますか?	いいえ	ときどき	はい
4. 3歳の子がアーンと口を開けると,口径は39mm(トイレットペーパーの芯くらい)になることを知っていますか?	はい		いいえ
5. ストーブやヒーターには,安全柵を設置していますか?	はい		いいえ
6. 浴槽に残し湯をしていますか?	いいえ	ときどき	はい
7. ベランダや窓際に,踏み台となるようなものを置いていますか?	いいえ	ときどき	はい
8. 三輪車や自転車に乗るときは,ヘルメットをつけていますか?	はい	ときどき	いいえ
9. 水遊びをするときは,ライフジャケットをつけていますか?	はい	ときどき	いいえ
10. 車または家の中に,赤ちゃんをひとりで置いておくことがありますか?	いいえ	ときどき	はい
11. 玄関や門扉には鍵をかけていますか?	はい	ときどき	いいえ

お子さんの安全ワンポイントアドバイス　1歳6か月〜3歳用

こころがまえだけで事故を予防することはできません.

　子どもから目を離しても安全な環境をいますぐに整えるしか予防法はありません. チェックシートの左端の欄に○がついたもの以外は危険性が高いので, すぐに改善しましょう.

　このワンポイントアドバイスは, 家族全員にみてもらいましょう. お子さんの安全の管理は, 家族の重要な役目です.

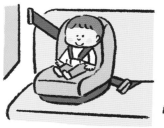
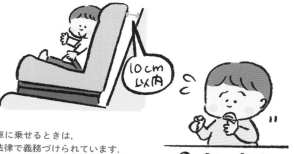
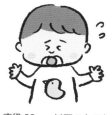

1. 2. 6歳未満の子どもを車に乗せるときは, チャイルドシートの使用が法律で義務づけられています. 正しく取りつけられているかを確認しましょう.

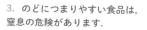

3. のどにつまりやすい食品は, 窒息の危険があります.

4. 直径39mm以下のものなら何でも口に入るので, 誤飲や窒息の危険も

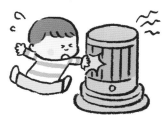
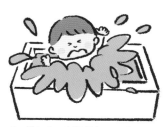
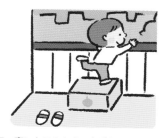

5. 置き場所を変えられないものには, 安全柵を設置してやけど防止対策を

6. 浅い水でも子どもはおぼれます. わずかでも残し湯はしないこと

7. 高いところからの転落はとくに危険. 踏み台となるようなものをベランダや窓際に置かないこと

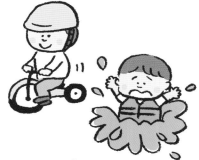
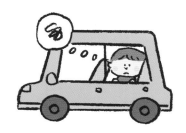
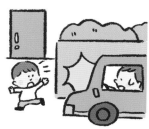

8. 9. 遊ぶときは, 万が一の事故に備えてから

10. 短い時間でも子どもをひとりにしておかないこと

11. 道路に飛び出して事故にあうことも

子どもたちをタバコから守るために

　　タバコの煙がお子さんの体によくないと思って，目の前で吸わないようにしたり，加熱式タバコへ切り替えたりして，気をつけていらっしゃるご家族も多いようで，すばらしいことです．

　　しかし，目の前で吸わなくても，加熱式タバコであっても，目には見えていませんが，その煙は確実にお子さんの体に入っていきます．

禁煙にはいいこといっぱい！

　　お子さんのためにも，ご自身のためにも，1日も早くタバコをやめてみませんか？

　　禁煙にはいいことがいっぱいあります．

効果1　お子さんへのタバコの害を防ぐことができる

　　お子さんがタバコの煙を浴びることで，中耳炎にかかりやすかったり，咳が長びいたり，喘息発作が起こりやすくなったりしますが，家族全員が禁煙することにより，これらがなくなります．

効果2　健康寿命が伸びる

　　吸わない人は，吸う人よりも寿命が7年長く，寝たきりの期間は5年短い，つまり健康寿命が12年長いというデータがあります．

効果3　お子さんがタバコを吸わない人生を送る

　　保護者がタバコを吸っている場合，その子どもたちもタバコを吸うようになる率が高いことがわかっています．

効果4　お金がたまる

　　1日1箱500円として，1年で約18万円，50年間吸うとすると約900万円にもなります．

スマートな禁煙方法とは？

　　禁煙はつらいものという時代はもう終わりました．

　　上手に禁煙補助薬をつかうことがコツです．

　　禁煙外来（健康保険もつかえます）を受診したり，薬局で禁煙補助薬を購入したりしてみてはいかがでしょうか．

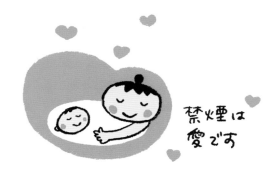

禁煙は愛です

快適で安全な抱っこ

　赤ちゃんは大きくなるまでのあいだ，抱っこの中で長い時を過ごします．赤ちゃんも抱っこする人も，快適で安全な抱っこができるとよいですね．

赤ちゃんに自然な抱っこの姿勢

・抱っこする人のアゴが，赤ちゃんのおでこにつく高さまで，赤ちゃんを抱き上げます．
・赤ちゃんの首がすわるまでは，首と頭を支えましょう．
・赤ちゃんのおしりを支え，脚がM字型になるように開きます．このとき，"ひざ"が"おしり"よりも高い位置にあるようにします．この姿勢は，赤ちゃんの股関節の育ちにとても大事です．横抱きの場合は，足が伸びやすいので注意してください．
・脚をしっかり開いて抱っこすると，赤ちゃんの背中は自然と丸くなります．

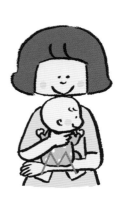

赤ちゃんの脚はM字に
"ひざ"は"おしり"よりも高い位置に

スリングやベビーキャリーなどをつかう場合

・取扱説明書をよく読んでつかいましょう．メーカーの公式ウェブサイトで，使用方法の動画を見られる場合があるので参考にしてください．
・キャリーなどをつかう場合にも，しっかり高い位置で抱っこします．
・赤ちゃんと抱っこしている人のあいだは，手のひら1枚しか入らないくらいまで密着するよう調整します．そうすることで，赤ちゃんは快適な姿勢が保ちやすく，抱っこする人の負担も軽くなります．
・抱っこしているときはいつも，赤ちゃんの表情が見えるようにしましょう．

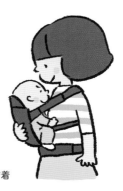

赤ちゃんとのあいだは，
手のひら1枚くらいに密着

チャイルドシート

　子どもを車に乗せるときには，チャイルドシートに座らせるように道路交通法できめられています．法律では6歳未満となっていますが，シートベルトだけで適切に座れるのは身長が140cmを超えてからです．

チャイルドシートの種類

　大きく分けて以下の3種類があります．年齢だけではなく，体の大きさをみながら，適切な種類を選びましょう．

乳児用	幼児用	学童用
体重：13kg 未満 身長：70cm 以下 年齢：新生児〜1歳くらい	体重：9〜18kg 身長：65〜100cm 年齢：1〜4歳くらい	体重：15〜36kg 身長：140cm 以下 年齢：4〜10歳くらい
・乳児期は寝かせるタイプです． ・後ろ向きに使用する「シートタイプ」と，横向きに使用する「ベッドタイプ」があります．	・自身で座れることがつかいはじめの目安です． ・「前向きシート」として使用します．	・座席を上げて，肩の高さを補い，腰ベルトをおしりに合わせることで，大人用のシートベルトをつかえるようにするものです．

（国土交通省ウェブサイトをもとに作成）

チャイルドシートの正しい装着方法

　必ず後部座席に固定し，確実に座らせるだけでなく，正しくベルトを装着させましょう．

抱っこで乗車	そのまま着座	大人用シートベルトを着用
時速40kmで衝突すると，子どもの体重は30倍にもなり，支えきれません．	車外に放り出されてしまいます！	ベルトが首にかかり,窒息します！ 腰ベルトでお腹を強打します！ ベルトからすり抜けて，頭を強打します！

（茨城県警ウェブサイトをもとに作成）

症候別の
ホームケア

- 熱が出たとき
- 鼻水がひどいとき
- 吐いたとき
- 吐いたものの処理
- 咳がひどいとき
- 救急受診の目安・判断

熱が出たとき

　子どもの発熱の多くは，感染症によるものです.

　体温を上げることで，病気の原因（病原体）を増やさないようにしたり，抵抗力を高めたりしています. そのため，39℃を超える高熱であっても，元気であれば，無理に熱を下げる必要はありません.

　熱が高くなると，脳にわるい影響があるのではないか，けいれんを起こすのではないかと，心配になる方も多いと思います.

　大人ではめったに経験しないような 40℃以上の高熱をみると，あせってしまうのは当然です. しかし，高熱が脳に影響を及ぼすことはまずありません. 脳に影響があるかどうかは，病気の種類によってきまります.

家庭で気をつけること

服　装

　熱が上がりきったら（寒気が止まり，うっすら汗をかきはじめたら），少し薄着にさせてください.

解熱薬

　服装を調節してみても，きつそうにしている場合や，機嫌がわるい場合には，症状をやわらげるために，解熱薬（坐薬，飲み薬）をつかってみてもよいでしょう（解熱薬のつかい方については p8 を参照）.

　解熱薬をつかっても，ほとんど下がらないこともありますが，それでも体が楽になればよいと考えてください. どちらにしても，少しずつ水分や食事を摂取させましょう.

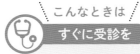

こんなときは

すぐに受診を

＋ 3か月未満のお子さんの発熱

＋ 顔色がわるい

＋ 泣き方がいつもに比べて極端に弱々しい

＋ 元気がなく，ぐったりしている

鼻水がひどいとき

子どもは，鼻をかむことや，鼻のかわりに口で息をすることが苦手です．
また，母乳やミルクを飲んでいる乳児は，鼻で息をしながら飲んでいるので，鼻水がひどくなると息が苦しくなり，十分に飲めなくなります．

鼻水がひどくなると，鼻水は鼻からのどへ流れこんでいきます．そのため，横になると咳がひどくなり，眠れなくなります．

家庭で気をつけること

鼻水の吸い取り

　入浴中や入浴直後は，鼻水がやわらかくなっています．市販の鼻水吸い取り機をつかって，取ってあげましょう．また，ひどい鼻づまりで取りにくいときには，少量の生理食塩水（0.9%）や母乳を鼻の中に入れると，取りやすくなります．
・保護者が口をつけて直接吸うことは，保護者に感染症がうつることがあるため，やめましょう．
・無理に抑えつけて，細いチューブで吸うと，鼻の奥やのどの粘膜を傷つけることがあるため，やめましょう．

塗り薬

　市販の“鼻づまりをやわらげる塗り薬”も，効果的な場合があります．

鼻水をかめるように練習しよう！
　鼻息でティッシュを飛ばして遊びながら，鼻をかむコツを教えましょう．

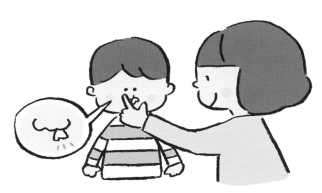

片方の鼻の穴に丸めたティッシュを入れて，鼻息で吹き飛ばす

吐いたとき

飲みすぎて吐いたとき
"いつ乳"といって，生まれて3か月くらいまでは，口元から母乳やミルクがたれることがあります．吐いたあとも機嫌はいいです．

> ・元気にしていれば，問題ありません.

咳きこんで吐いたとき
　肺炎や喘息発作などで咳きこみが強いときや，鼻水がのどに流れこんだときに吐くことがあります．

> ・咳がやわらぐように，水分をこまめに与えましょう.
> ・抱っこしたり，体を少し起こしたりして，寝かせましょう.

頭の痛みや気分がわるくて吐いたとき
　かぜで頭が痛くなったときや,車酔いなどで気分がわるくなったときに吐くことがあります．

> ・横になって安静にさせましょう.
> ・頭の痛みが強いときは，痛み止めの薬をつかいましょう.

お腹の動きがわるくて吐いたとき
　急性胃腸炎（嘔吐下痢症）で，お腹の動きがわるいときにも吐いてしまいます．

> ・水分補給のし方や食事に気をつけましょう（p19「嘔吐下痢のときの飲み物・食べ物」を参照）.
> ※虫垂炎（もうちょう）や腸重積，腸閉塞などでも吐きますが，これらの病気は緊急な処置が必要です.

＼こんなときは／
すぐに受診を
➕6時間以上続けて吐いているとき　　➕血便が出たとき

➕吐いたものが緑色のとき　　➕元気がなく，ぐったりしているとき

➕お腹をひどく痛がるとき　　➕体中にじんましんが出て，機嫌がわるいとき

吐いたものの処理

吐いたもの・もれた下痢が広がらないようにしましょう

・つかい捨てエプロンと手袋をつかいましょう．ないときは，処理した後に 30 秒から
　1 分かけて，しっかり手を洗いましょう．
・キッチンペーパーなどをかぶせて，"うすめた塩素系漂白剤"をかけてきれいにふき
　取りましょう．
・ふき取ったものは，ビニール袋に入れてそのまま捨てましょう．
・服についたときは，85℃以上の熱湯に 2 分以上ひたしてから洗濯しましょう．

"うすめた塩素系漂白剤"の作り方

　水 500mL に塩素系漂白剤 5 mL（ペットボトルのキャップ 1 杯）を入れて作ります．

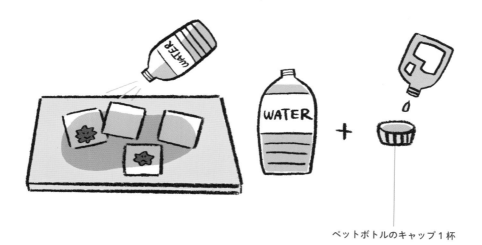

ペットボトルのキャップ 1 杯

咳がひどいとき

　咳は，体の中に入った異物や病気の原因（病原体）を，外に出そうとする防御反応です．したがって，無理に咳を止める必要はありません．

家 庭 で 気 を つ け る こ と

水　分　水分を多めに与えましょう．

加　湿　部屋を加湿してあげましょう．

鼻水の吸い取り

　鼻水が原因で咳がでていることがあるので，入浴中や入浴直後に鼻水を吸い取ると，効果的な場合があります（p153「鼻水がひどいとき」を参照）．

はちみつ

　1歳以上であれば，スプーン1さじのはちみつを飲ませると，効果的な場合があります．咳がひどいときや寝る前に飲ませ，そのあとに歯みがきをしましょう．

市販薬について

　市販薬（咳止め薬や総合感冒薬）には，子どもには危険性のあるものも含まれます．6歳未満には飲ませないようにしましょう．

＼こんなときは／

受診を

✚ 呼吸が苦しそうなとき，ゼイゼイしているとき

✚ 咳がひどくて，
　・眠れないとき
　・哺乳ができないとき
　・くり返し吐いているとき

✚ 何かを口にしたあとから，むせこんで咳が続くとき

✚ 2週間以上，咳がよくなっていかないとき

救急受診の目安・判断

　子どもの調子がわるくなったとき，保護者であれば誰でも心配になるのは当然です．
「もし入院するような病気だったらどうしよう……」「明日は自分の仕事も急に休めないし，困ったなぁ……」など，いろいろ悩むことも多いかと思います．

すぐに受診したほうがいいのか

　病院に連れて行ったら，「このくらいなら自宅で様子をみて大丈夫です」と言われて帰宅した経験もあるのではないでしょうか．

　医師が「この子は大丈夫」というときには，

①子どもの見た目・様子
②息づかい
③顔色・皮膚の色

などから判断しています．

　ふだんから子どもの様子をみている保護者も，これらの変化に気づくことができると思います．

観察のポイント

①見た目・様子
- 好きなおもちゃなどに興味を示すか
- 手足をよく動かすか
- 目線があうか
- 泣き声や声が弱々しくないか

②息づかい
- いつもに比べて息が荒くないか
- 息をする際に変な音がしていないか（ゼイゼイなど）
- 肩で息をしていたり，鼻をピクピクさせるような息をしたりしていないか

③顔色・皮膚
- 顔色や手足の色がわるくないか
- 手足が冷たくなっていないか

　①から③のいずれかに問題があれば，すぐに受診することをおすすめします．また，1回の観察で問題がないと判断した場合でも，くり返し観察することが重要です．

説明図

- ・心臓の模式図
- ・尿路系の模式図
- ・咽・喉頭の模式図
- ・気管支・肺の模式図

心臓の模式図

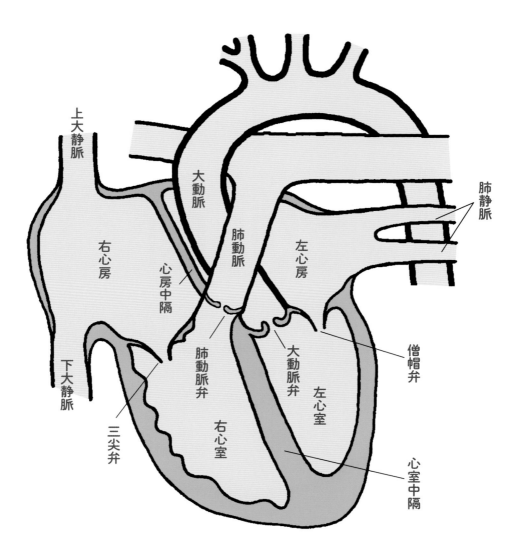

上大静脈

大動脈

肺静脈

右心房

心房中隔

肺動脈

左心房

僧帽弁

下大静脈

肺動脈弁

大動脈弁

左心室

三尖弁

右心室

心室中隔

尿路系の模式図

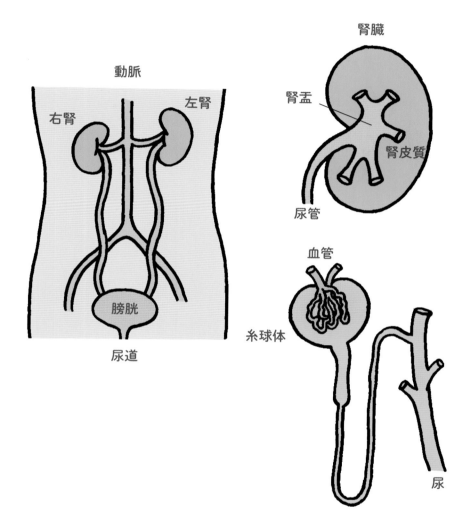

動脈

右腎　左腎

膀胱

尿道

腎臓

腎盂

腎皮質

尿管

血管

糸球体

尿

咽・喉頭の模式図

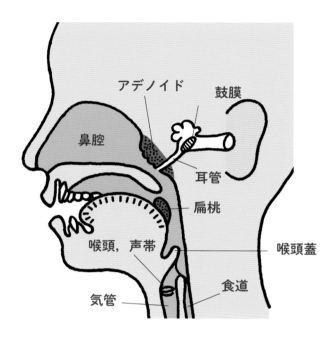

アデノイド　鼓膜

鼻腔

耳管

扁桃

喉頭，声帯　　　　　　　　喉頭蓋

気管　　　　食道

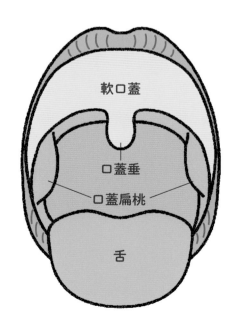

軟口蓋

口蓋垂

口蓋扁桃

舌

気管支・肺の模式図

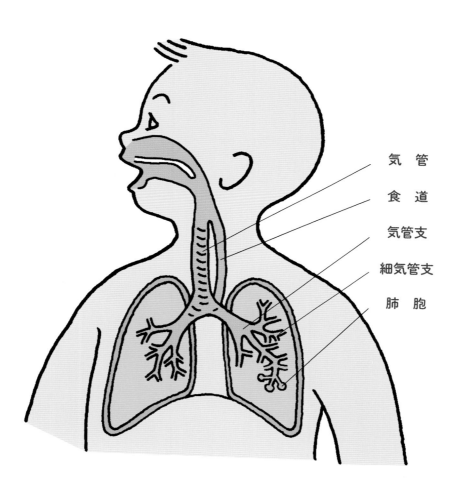

気　管

食　道

気管支

細気管支

肺　胞

さくいん

ママ&パパにつたえたい
子どもの病気ホームケアガイド　第5版　　ISBN978-4-263-23743-4

1994年2月15日	第1版第1刷発行
	（お母さんに伝えたい　子どもの病気ホームケアガイド）
2003年8月25日	第2版第1刷発行
2010年1月20日	第3版第1刷発行
2013年2月10日	第4版第1刷発行
2020年9月1日	第5版第1刷発行　（改題）

編　著　日本外来小児科学会

発行者　白　石　泰　夫

発行所　医歯薬出版株式会社

〒113-8612　東京都文京区本駒込1-7-10
TEL.（03）5395-7618（編集）・7616（販売）
FAX.（03）5395-7609（編集）・8563（販売）
https://www.ishiyaku.co.jp/
郵便振替番号　00190-5-13816

乱丁，落丁の際はお取り替えいたします　　　　印刷・三報社印刷／製本・榎本製本